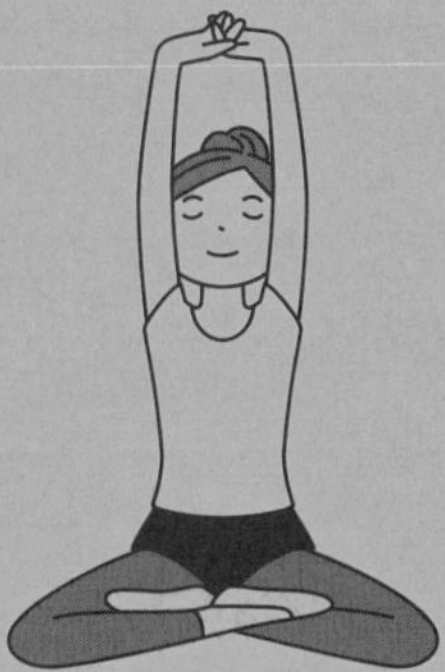

新・自分で治す 気の健康術

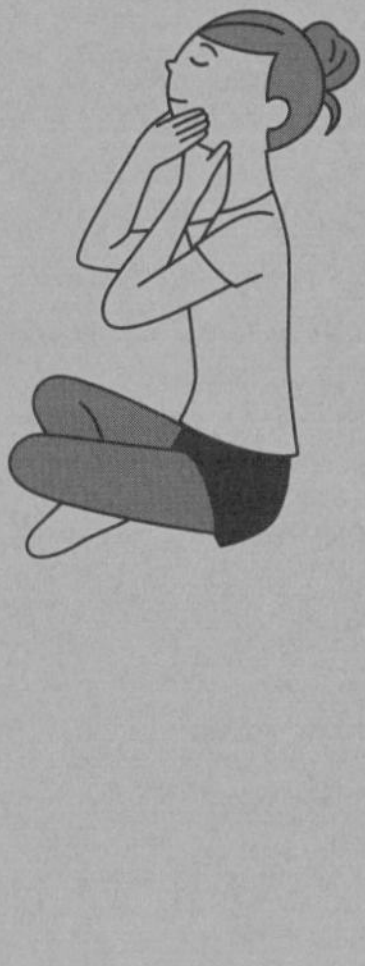

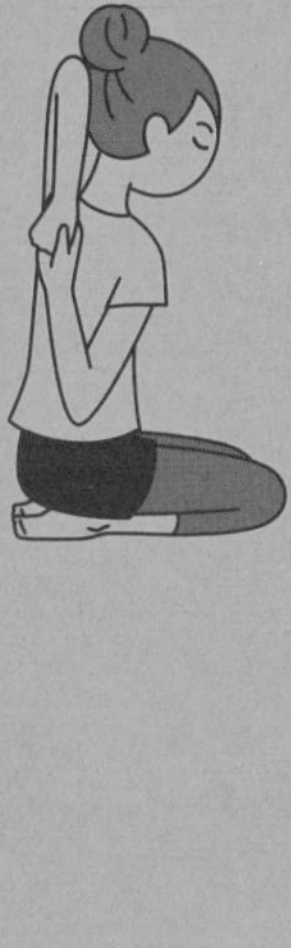

「道」TAOの秘訣で元気に生き抜く！

早島天來《Hayashima Tenrai》　早島妙聴《Hayashima Myocho》

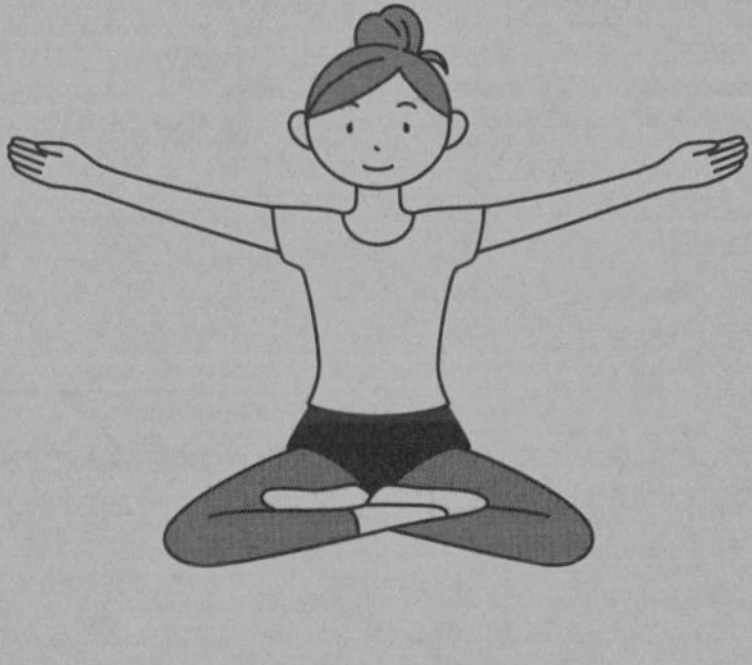

KKロングセラーズ

新・自分で治す

気の健康術

Hayashima Tenrai
早島天來
Hayashima Myocho
早島妙聴

KKロングセラーズ

はじめに

世界は三年間にわたり、コロナウイルスの病魔に翻弄《ほんろう》されました。目に見えないウイルスの脅威に、これほど現代社会が弱いということに、あらためて気づかされると同時に、人間の幸せの基本は、やはり健康にある、ということを確信した、この三年間でした。

この本は、古代中国に生まれた最高の健康術である「気の導引術」をご紹介しながら、これからの時代を、「気のパワー」を味方にして、明るく楽しく豊かに生きてゆける「道《みち》」TAO（タオ）の世界をご紹介したく、まとめたものです。

もともとこの本は、道家《どうけ》〈道《どう》〉学院《がくいん》（TAO Academy《タオアカデミー》）初代学長の早島天來《てんらい》宗師が一九九九年五月に出版された本（『自分で治《なお》す気の健康術』）がたいへん好評だったため、新《あら》たに私が時代にあわせて書き足したりしながら、貴重な天來宗師の「気」の世界を、まとめさせていただいたものです。

現代は産業革命以後の急激な環境破壊により、この地球の地層がこれまでと違う、人類により汚染された地層としてはっきりと刻まれたことが、「人新世《じんしんせい》」として、世界の学会でも大きく取り上げられています。

人間が、自分たちの幸せへの追求のために、より速く、より多く、より豊かに、より便利に、と開発し、手を加えてしまった自然は、もう以前のように、地球に住む私たちを守り育《はぐく》んでくれる力を、失いかけているのではないでしょうか。

そんな環境の変化の時代では、記録にない豪雨、猛暑、竜巻、地震など、天災によるさまざまな被害が続いています。そして環境破壊による動植物の種の絶滅、これも止《とど》まることなく続いているのです。

私たちは、この豊かな地球に生まれ育ち、幸せな人生を謳歌《おうか》してきました。この環境を少しでも、私たちの子供や孫の時代、またその先の子孫につなぐためにも、まずは今生かされている私たちが、この「気の健康術」を学び、今を元気に生き抜くことが大切なのだと思います。

「気」の世界を学ぶことで、皆さんは、天災からの不安や、感染症への恐怖から解放され、これからの時代を、元気に明るく生かされてゆける大きな力を手にいれることができるのです。

コロナウイルスが世界中で蔓延《まんえん》し、何百万人もの死者が出ましたが、その間も、道家〈道〉学院で学んでいる人たちは、古代中国に生まれた「気の健康術」を実践することで、コロナに感染しにくく、また感染しても症状が軽微で、後遺症なく乗り越えられることが実証されました。

コロナ禍《か》もいちおう落ち着いた今、「気の健康術」の力が、多くの人たちから見直されています。

さあ、本を開いて、「気」を学び、そして「気の健康術」を実践してみましょう。

その「気」の世界を、ひとりでも多くの皆さんが体感していただけることを、心から願い、進めさせていただきます。

令和五年十月吉日

道家龍門派第十五代
道家〈道〉学院学長
早島妙聴

新・自分で治す気の健康術　「道」ＴＡＯの秘訣で元気に生き抜く！

目次

2章 TAOの章……23

3章 陰陽調和の世界、TAO……31

4章 元気の章……41

5章
コミュニケーションの章……63

6章
集中力の章……73

7章 若返る「気の健康術」

本書で紹介する気の導引術

1章

気の章

「気」とは

今回ご紹介する「気の健康術」において、もっとも大切なポイントは「気」です。

この「気」とは、どんなものでしょうか。

私たちは日常の会話でも、「気分がすぐれない」「やる気が出た」「気乗りがしない」「気が合わない」というように、「気」という言葉をたびたび使っています。

このことからも、「気」とは、私たちの生活に深く関係した大切なものだということがわかります。

古代中国の賢人たちが、自然を観察し、人体を研究し、ゆきついた答えがありました。

それは、私たち人間もこの大自然の一部であり、この肉体を自然からいただいて、生まれてくるということです。そして、私たち人間の「気」が自然の流れに沿《そ》って、体内をさらさらと流れていれば、私たちは健康で楽しく過ごしてゆくことができる、ということです。

つまり、私たちの健康を司《つかさど》る、もっとも大切なものが「気」なのです。

人体と「気」の世界

人間はこの世に生まれてくるとき、天地自然から「気」をいただいて誕生してきます。そして、その「気」の量は人によって差がありますが、誰でも生まれてきた時が、その人の一生の中で、もっとも「気」の量が多いのです。

人は、その天地自然からいただいた「気」を、成長し、そして日々を過ごすために、毎日使って生きています。

つまり、人は日々、その「気」を消耗《しょうもう》してゆくのです。そして、その「気」がなくなった時が、私たちの死の時です。

長寿の時代になり、みんなが健康に生き、そしてぽっくりとあの世にゆきたいと願いますが、この体内の「気」の流れが自然に沿い、そして、内臓が調和して使われてゆけば、だれもが、時が来て眠るように、自然に死ぬことができるのです。

これが「気」の世界です。

まだお元気な皆さんが、また少し不調があることが気にかかる皆さんが、この本を読み進んでいただいて、「気」の流れとその作用を知り、日々、その「気」の流れを自然に戻し、調和させる方法を身につけられたら、自分の力で不調を改善し、元気に楽しく過ごせるようになるのです。

さあ、これから、私たちの内臓を調和して使い、「気」の余分な消耗を防ぎつつ、生涯現役に楽しく元気に生きることができる方法を、いっしょに学んでゆきましょう。

「気」の発見と「道」TAO

この「気」とは、古代中国の賢人たちが、野生動物と暮らしている頃から、自然を観察し、環境を調査し、野生動物の生態を観察する中で発見した、根本的なエネルギーのようなものです。

通常は目に見えませんが、私たちの人生も、またこの地球の環境も、さらには天を仰いで窺《うかが》い知る大宇宙の運行も、すべて「気」につながっているのです。

つまり、「気」とは、すべてを運行する基本となるエネルギーのようなものであり、この「気」こそが、私たち人間の健康と幸せを司るものだと、賢人たちは発見したのです。

その賢人たちを、「道家《どうけ》」（どうか、とも読みます）とよびます。それは、私たち道家〈道〉学院で学んでいる「道」ＴＡＯの世界を発見し、追求した人たちです。

その賢人たちは、いろいろ研究する中で、私たち人間が、いくら手を加えようとしても、また変えようとしても、変えることのできない、この大自然の大法則があることを発見したのです。

この「道」ＴＡＯの発見こそが、時代を超えた人類の大きな発見であり、覚醒であったのだと思います。

こんなふうにいうと、「なんだか大げさだな」と思われるかもしれませんが、この「道」ＴＡＯの世界を学べば学ぶほど、それは深く、そして楽しく、面白く、また現実的であることがわかってくるのです。

そして、現代科学や宇宙工学の世界も、この「道」TAOの世界の中にある、といってよいのです。

最近さわがれている量子コンピューターの世界も、じつは「道」TAOの世界でひもとけば、とても自然に調和する世界でもあるということがわかってきます。

この本を通じて、そんな壮大で、また無限の可能性をもった「気」の世界を知っていただき、「気」を私たちの一番身近な健康ということにつなげて、毎日の生活に取り入れていただけることを願っております。

古代中国に生まれた、この「気」の世界を現代に蘇《よみがえ》らせたのは、早島天來宗師（道家〈道〉学院初代学長）です。

早島天來宗師（筆名・早島正雄）は、道家龍門派伝的《でんてき》第十三代であり、日本道観初代道長（始祖）としても知られています。

早島天來宗師について

早島天來宗師（大先生《おおせんせい》と呼ばれています）は、明治四十三（一九一〇）年に高知城造営の祖、大高坂《おおたかさ》家の嫡流《ちゃくりゅう》として誕生されました。

昭和五十五（一九八〇）年にＴＡＯ（タオ）伝道の道場として、福島県いわき市に日本道観を設立、平成四（一九九二）年には学校として学べるように、道家〈道〉学院を設立され、初代学長となられました。日本で「道」ＴＡＯを学べる学校を設立されたのです。

道家、道教の修行のために台湾に滞在されたときに、台湾にて道家龍門派伝的第十三代を中国以外の人としてはじめて継承されたことからも、その卓越した才能がうかがわれます。

お生まれになったのは明治四十三年三月三日です。大高坂家の嫡流として生まれましたが、親同士の約束で、幼少のときに早島家の養子となります。養父も武術を鍛錬し、また手の気で人を癒《い》やすことを、人助けとして日常的にされていたため、そんな生活環境の中で、本来の素質が磨かれ、花ひらいてゆきました。

道を求めて修行し、「道」TAOに巡り会う

天來宗師は、ご幼少の頃から武術に秀《ひい》で、哲学を追究し、人のゆく道とは何かを求める真摯《しんし》な生き方をされました。また誰にも教えられなくても、友人のけがに応急処置をして、医者に驚かれたという逸話があるように、人を癒やす天賦《てんぷ》の才能を持って生まれられました。

そして、武術を極めようと修行している若い頃に、殺法《さっぽう》（相手を倒す法）だけを極めるのは本来の姿ではないと気づき、時まさに「道」ＴＡＯに巡《めぐ》り会ったのです。

それから、活法《かっぽう》（相手を生かす法）と殺法、健康への秘術と武術、そのどちらも学び磨かれました。

心と体を磨くTAO（タオ）の世界を広く伝える

そして、無為自然《むいしぜん》のTAO（タオ）の哲学を学び、人生を明るく楽しく豊かに生きる「気のトレーニング」（導引術、道家動功術、洗心術）として、現代人にあわせて、古代から伝わっていた「気」の秘術を集大成されたのです。

現代人にもわかりやすく書かれた導引術や洗心術の一般書から、『諸病源候論』など医学の専門書まで、多数の著書があり、今もそれらの本は、多くの人々に読み継がれ、皆さんの健康と幸せへの道を開いています。

天來宗師は、いつもおっしゃっておられました。

「人は誰もが幸せになるために、この世に生まれてきたんだよ」と。

天來宗師の伝えられた、心と体を磨くTAO（タオ）の世界が、この一冊の本を通して、誰でも無理なくできる「気の健康術」（導引術）を通して、皆さんを健康で幸せな道へと導いてくれることを祈っております。

2章

TAOの章

広い宇宙と「道」TAO

古代中国の賢人は、この広い宇宙を運行している絶対法則があることを見つけました。

この宇宙の運行は、当然それは地球の運行でもあり、人類の人生すべてを支配している絶対法則である、ということを発見したのです。

それは、どんなに人間が工夫しても、研究しても、けっして手を加えることのできない絶対的な法則です。

そして、それに名づけるということは、無限であるものの雄大さを、制限して表現することになるので、本来なら命名することは不可能であるものの、それをみんなに伝え、語るために、いちおう仮の名として、それに「道」TAOと名づけたのです。

それが『老子道徳経』(一般に『老子』と呼ばれています)に語られている「道」TAOなのです。

『老子道徳経』に説かれている「道」TAO

この「道」TAOは、宇宙がはじまる以前よりあり、そして今後も、これからも、ずっとすべてを見守っている、偉大な存在なのです。それは、この大自然の法則といってもよいでしょう。

私たち人間も、この大自然の中で生かされているわけですから、その「道」TAOの法則に沿って生かされることが、私たち人間にとっても、最も健康で幸せな方法であることを、古代の賢人は知りました。

そして「道」TAOについて、いろいろ研究し、学び、『老子道徳経』にたった五千言で書き記し、残したのです。

この人類の叡智である、時代を超えた哲学は、今も新鮮であり、永久に古くなることはありません。なぜなら、「道」TAOは宇宙の大法則だからです。

『老子道徳経』はたった五千言で、その壮大な宇宙の原理をひもといているので、とても難解で、理解しにくい哲学と言われてきましたが、現代に生まれた早島天來宗師が、誰にでもわかりやすく、そして日常生活につながる表現で、その深い内容を説き明かした名著が、『「老子道徳経」の読み方』（日本道観出版局発行）です。

その雄大な宇宙を運行する「道」ＴＡＯの法則に沿って、古代中国の人たちが、私たち人間が健康に明るく楽しく生きる道を見つけ、その健康術として残したのが「導引」であり、それを現代人にあわせて、「導引術」として体系化されたのが、早島天來宗師なのです。

今回この本でご紹介する「気の健康術」である「導引術」は、いろいろある健康法のひとつのようですが、じつはもっと深い宇宙の原理につながる、人類の叡智である、「道」ＴＡＯからひもとかれた、特別な秘伝なのだということを、ここで一言《ひとこと》お伝えしておきます。

ぜひ、この本で紹介する「導引術」を実践してみて、皆さんの体内の「気」の変化を体験してください。

きっと、その体験は、なにか懐《なつ》かしい、子供のころに深呼吸したような、気持ちのよい感覚につながることでしょう。

それは、無為自然の「道」TAOの「気の健康術」であるからなのです。

COLUMN

弱いものに光をあて、その強さを教えた古代の叡智『老子道徳経』

老子は紀元前（前五七一年という説があります）に生まれた人とも言われていますが、老子という一人の人物が実在していたのか、または当時の「道」TAOの思想家たちが集まって『老子道徳経』（『老子』）をまとめたのか、その事実はいまだ定かではありません。

しかし、その五千文字の中に書かれた哲学は、時代を超え、民族を超えて、現代においてもなお新鮮で、力強い天地自然の真理が説かれているのです。『老子』は難解であるとかいわれますが、そんなことはありません。素直に読めば、その深い真理がしみじみと伝わってくることでしょう。

限りない人類の欲望で、地球環境を破壊し、取り返しのつかない状況に追い込まれている現代に生きる私たちこそ、『老子』を学び、少しでも心と体が無為自然に戻ることで、未来の人類のゆく道を開くことができるのではないでしょうか。

『老子』とは、世界でも唯一、赤子《あかご》（赤ちゃん）や女性の弱さ、柔らかさに光をあて、その尊さを説いた、古代の最も進んだ哲学といえます。まさに最先端の哲学です。

現代の私たちこそが、古い頭をお掃除して、この『老子』を読むことが必要なのです。

同書七十八章では、弱さ、柔らかさの尊さを、次のように説いています。

天下に水より柔らかく弱いものはない。しかも堅く強いものを攻撃するときは、この柔らかさが強いのです。

弱が強に勝ち、柔が剛に勝つのは、天下で知らない人はいないけれど、それを実践できる人はなかなかいない。

（『老子道徳経』第七十八章）

「負けるが勝ち」という言葉そのものですね。

私たちも、ちょっとした対立で、相手の言うことを「そうですか」と柔軟に一度受けいれたらいい、とわかっていても、自分が負けるのがくやしくて、つい、自分の意見を押し通してしまう、そんなことはないでしょうか。

老子は教えています。いかに柔軟な生き方が強いか、と。そして誰もがわかっていても、なかなか実践できる人がいない、と。

さあ、私たちは、人生を明るく楽しく生きるために、この受けいれること、「負けるが勝ち」を実践してみようではありませんか。きっと肩の力がとれて、自分の意見を言い張っていたときより、ぐっと自由になり、そして楽しくなることでしょう。

3章

陰陽調和の世界、TAO

陰陽の調和に見る「道」TAOの思想

皆さんは、この陰陽のマークを見たことがあるのではないでしょうか。

このマークをよく見ていただくと、ここには「道」TAOの思想の根本が表されていることがわかります。

つまり、陰と陽が調和して混ざり合い、そしてまた、陰の中心に陽があり、陽の中にも陰があるのです。

「道」TAOの思想では、陰陽という対立するように見える存在も、じつは対立した別のものではなく、調和した変化の姿なのです。

ですから「道」TAOの思想では、善悪についても絶対の善、絶対の悪というのはありませ

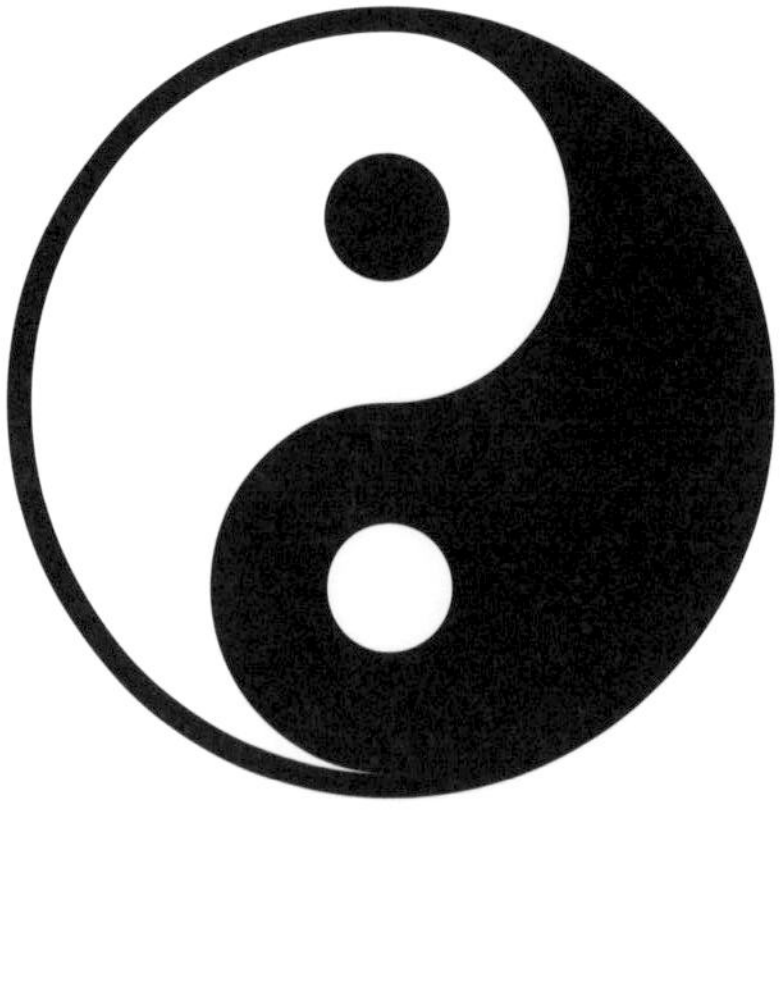

ん。すべてのものについて、それを判断する立場や見方が違えば、善も悪となり、悪も善となることがあるのです。

この世の中には絶対などというものはない、ということがわかると、人生での対立や争いの心も消え、まわりの人との対立もなくなります。

つまり「道」ＴＡＯの世界は、あらゆる存在と共生してゆく、天地自然が教える生き方なのです。

この考え方を理解することで、私たちの日常に溢れる、不平や不満、対立や怒りの感情は消えて、心は落ち着いていき、本来の静かで清い状態におさまるのです。それが「道」ＴＡＯの生き方なのです。

これを学ぶのが、「道」ＴＡＯの「洗心術」（道士《どうし》との対話によって、本来の心の状態に戻すもの）なのです。

「道」（ＴＡＯ）の「気の健康術」では、体だけでなく、心も健康にします。

心が落ち込んでいては、決して元気が出ないことは、皆さんもおわかりのことと思います。また心が元気であれば、少々の肉体的苦痛は難なく乗り越えられたりもします。

つまり、自然治癒力や抵抗力といった人間本来に備わっている力も、この心と大きく関係しているのです。

五行に見る、心と体のつながり

心と体がつながっているということについて、とてもわかりやすい表をお見せしましょう。

それは、感情と内臓の関係を示しています。

そして食物との関係もこれでわかります。季節によって、それぞれの内臓が活発になる時期があることもわかります。

たとえば、酸《す》っぱいものがやたらと食べたい、というときは、肝臓が弱っている状態だといえます。

また肝臓の「気」が滞《とどこお》ると、なにかと怒りやすくなったりもします。そして、怒りすぎると肝臓を痛めるのです。

このように、内臓と感情はとても密接につながっています。ぜひ、心を静かにおさめる洗心術も学んでみられることをおすすめします。

◆五行

五行	方位	体	味	感情
木	東	肝臓 胆嚢	酸	怒り
火	南	心臓 小腸	苦	喜び
土	中	脾臓 胃	甘	思い
金	西	肺臓 大腸	辛	憂い
水	北	腎臓 膀胱	鹹 (しおからい)	恐れ

COLUMN

夢か現実か――胡蝶になった荘子

皆さんは、荘子《そうし》（紀元前三六九年頃―紀元前二八六年頃）という中国紀元前の哲学者の名前を聞かれたことがあるのではないでしょうか。

古代中国に生まれた荘子は、非常に優秀な人物でした。楚《そ》の威王（在位、紀元前三三九年―紀元前三二九年）がその評判を聞いて、使者に千金の贈りものを持たせて、楚の国の宰相に迎えたい、と荘子に伝えました。

すると、荘子は笑って、次のように答えたのだそうです。

「千金とは高価な贈りもので、また宰相はすばらしい地位です。けれど、あのお祭りの時に使われる生《い》け贄《にえ》の牛をご存じではありませんか。何年ものあいだ、おいしい餌で養われたあげく、きれいな布をかぶせられて、大廟《たいびょう》（君主の祖先の霊を祭る、みたまや）に連《つ》れてゆかれる時になってから、いくらあわてて子豚になりかわりたいと望んだとしても、間に合いません。

それがおわかりなら、お引き取りください。せっかくの私の楽しみを汚《けが》さないでください。私はどぶの中で遊び戯《たわむ》れるのが一番の望みです。王侯につかえて窮屈な目にあうよりは、死ぬまでの浪人ぐらしのほうが、ずっと愉快なのです。」

（『史記』荘子列傳）

なにか、はっとする逸話《いつわ》ですよね。

私たちの多くは、忙しい忙しいと、隙間時間まで効率的に利用して、生活効率をあげて、成績をあげるのが、価値ある生き方だ、と思い込まされているのではないでしょうか。

そしてそんな現代に生きる私たちが、ＡＩという、効率的に人間のかわりができる文明の利器に、いつのまにか使われてしまわないように、今こそ、老子や荘子の言葉に耳をかたむけることは、とても大切なのだと思います。

そうした老子の名言や荘子の寓話《ぐうわ》には、本当に面白い、そして私たち人間が忘れてはならない、時代を超えた、「道」ＴＡＯの真理がひもとかれているのです。

それらは、まさに現代人への心の薬なのです。

次に、有名な『荘子《そうじ》』の「胡蝶の夢」の寓話をご紹介しましょう。

いつだったか、私は、うたた寝の夢の中で胡蝶になった。ひらひらと羽に風をうけて舞うことの楽しさ。私は、私が私であることも忘れて、その楽しみにふけった。

やがて、ふと目が覚める。すると私は、やはりまぎれもなく、私、荘周だった。だがこの私が、夢の中であの胡蝶になったのだろうか。それとも、あのひらひらと楽しげに舞っていた胡蝶が、夢の中で私という人間になっているのだろうか。

私が胡蝶なのか、胡蝶が私なのか。夢が現実なのか、現実が夢なのか——。

たしかに胡蝶と荘周（荘子）はそれぞれ違う存在ですが、夢の中で荘周は、胡蝶となって空を舞います。つまり「道」ＴＡＯの世界から見れば、どちらが真実で、どちらが架空という区別はないのです。そんな区別をつけることが、人間の小さな見方であり、とらわれなのです。

大きな「道」ＴＡＯの世界から見れば、胡蝶も荘周も、その変化の一部の姿「物化《ぶっか》」（万物が変化して、それぞれの物として現れ出ること）であって、どちらが真実でどちらがそうでない、ということを言うことは無意味なのです。

皆さんも、忙しい忙しいと、目を疲れさせてばかりいないで、こんな雄大な「道」ＴＡＯの世界に、心を遊ばせてみたらどうでしょう。

この混沌とした現代にこそ、「道」ＴＡＯの生き方、哲学が、皆さんの疲れた心を癒《い》やし、自然に生かされることの楽しさを、思い出させてくれるのではないでしょうか。

4章

元気の章

日常の体調不良も「気」で解消

私たちは、だんだん年齢を重ねていくと、体のあちこちに体調不良が起きやすくなります。

肩がこるとか、腰痛とか、膝が痛いとか、胃腸が重いとか、夜よく眠れない、といったことなどに、多くの人が悩んでいます。

ほとんどの人は、それはただの不調と思っていますが、じつはそれは「病気」（病《やまい》）と同じなのです。

不調が出るということは、体内の「気」の流れが滞《とどこお》り、凝《こ》り・つかえなどを生じているのです。そして、それがさらに滞ると「病気」になるのです。

現代日本は、世界にさきがけて高齢化の社会となっています。一生が以前より長くなった現代の私たち誰もが、その長い人生を、健康に快適に朗《ほが》らかにすごしたい、と願っています。

それができるのが、日々の「気」の滞りを、その日のうちに解消して、自然な気の流れを取り戻し、さまざまな症状を改善する「気の導引術」なのです。

心と体の不調はつながっている

私たちは、ちょっとした悩みや、気がかりなことがあると、体調がすぐれなくなります。

食欲がなくなったり、眠れなくなったりします。

そして、その気がかりが解消したとたんに、空腹を感じるといった経験を、皆さんもされたことがあるのではないでしょうか。

そのように、私たちの体は、じつは心と密接につながっています。

心の不調から生じる体の不調ということも、体の不調の原因として、とても多いものです。

そしてまた、体の「気」が非常に元気になることで、少々の悩みやストレスは、気にならなくなったりもします。

古代中国に生まれた道家、「道」TAOの生き方は、常に、心と体の両面から、健康に明るく生きることを目指しているのです。

導引術に基づく「気の健康術」とは

さきほどから「導引術」について、たびたび述べていますが、この「導引術とはなにか」ということをご説明しましょう。

それは、ひとことで説明すれば、体を自然な状態に保つための方法といってよいでしょう。

では「自然な状態」とはどんな状態かというと、体の各器官が正常に働いている状態のことなのです。

現代人にとっては当然とされている、近眼や老眼、そしてアレルギー性鼻炎や花粉症なども、「気」が自然な状態ではなくなって、滞りができ、「気」の流れが悪くなることで生じる、体調不良のひとつであり、病気なのです。

動物の動きをまねると体調がよくなる、という発見

この宇宙がビッグバン（宇宙の始まりの大爆発）でできたのは一三八億年前といわれます。そして、その後、地球ができたのが四六億年前です。

チンパンジーなどからヒトが進化して、直立《ちょくりつ》二足《にそく》歩行をはじめたのが、だいたい七〇〇万年前といわれています。

そして人間は、直立二足歩行をはじめたことで、両手が自由になり、脳が発達し、さまざまな道具を工夫し、発明をし、文明をつくってきましたが、それは良いことばかりではなかったようです。

直立二足歩行によって、地球の重力の影響を受けやすくなり、内臓下垂も起きやすく、首や腰にも負担がかかり、体調不良の原因も増えたといえるのです。

そんな直立二足歩行をはじめた人間の歴史の中で、古代中国の賢人たちは、野生動物と共存していた頃から、いかにして、人間が野生動物から身を守り、食料を確保できるかを、いろいろ観察して工夫しました。

そして、野生動物を観察し、その動きをまねすることが、身を守るために有効であるということを発見したのです。

すでにその頃から、腰への負担や、内臓下垂など体の不調を感じていた人類は、動物の動きをまねることで、体調がよくなるようだ、と気づいたのです。

長い歴史のある「導引」を、現代人にあわせて体系化した「気の導引術」

こうして長い研究、観察と、人体実験の結果、できあがったのが、「導引」です。

「導引」とは「(人体に)気を導き引き入れる」という意味の行法のことです。

その「導引」を行なうと、直立二足歩行による動きの偏りを調整し、体内の「気」

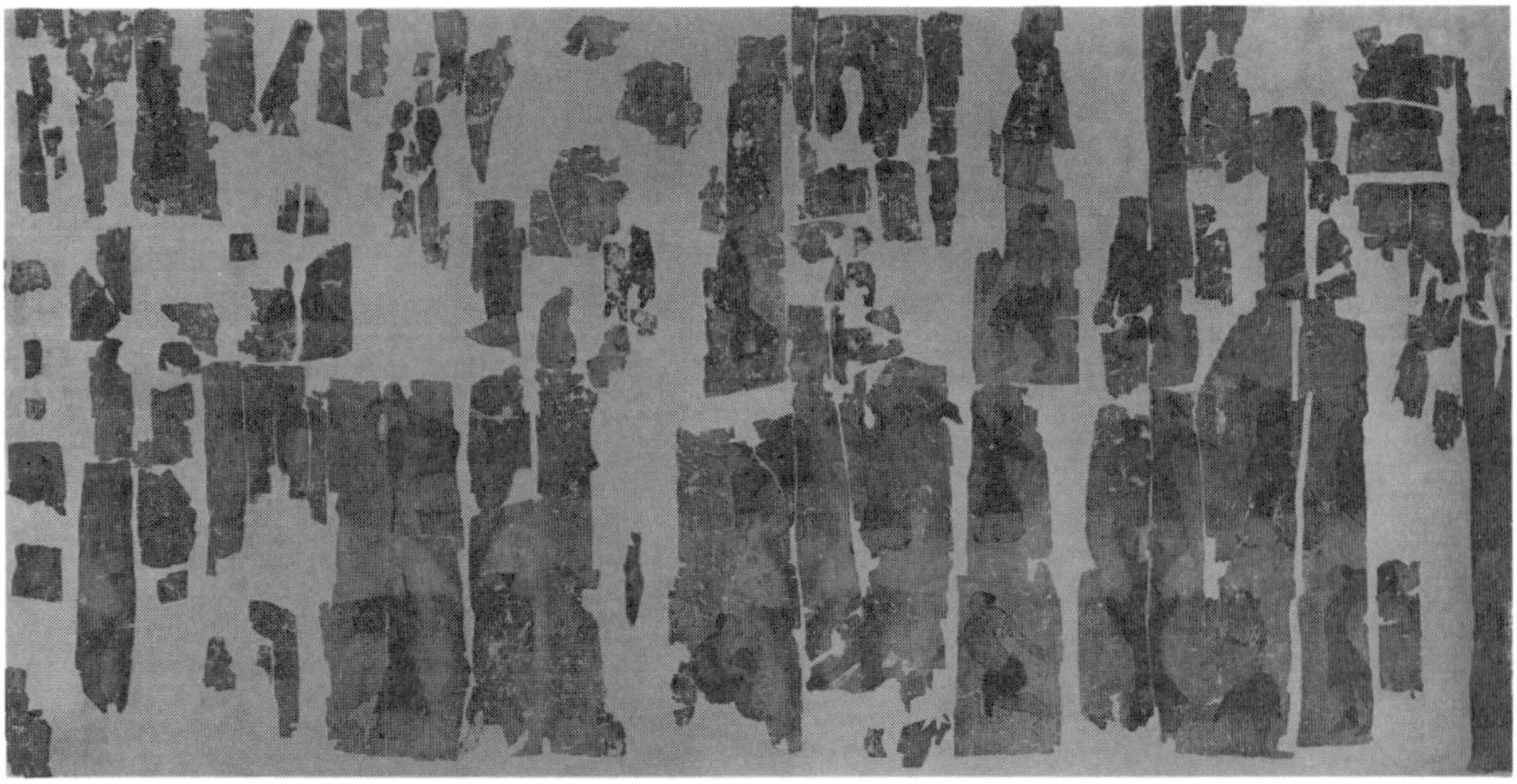

馬王堆《まおうたい》三号漢墓出土 導引図（原画）

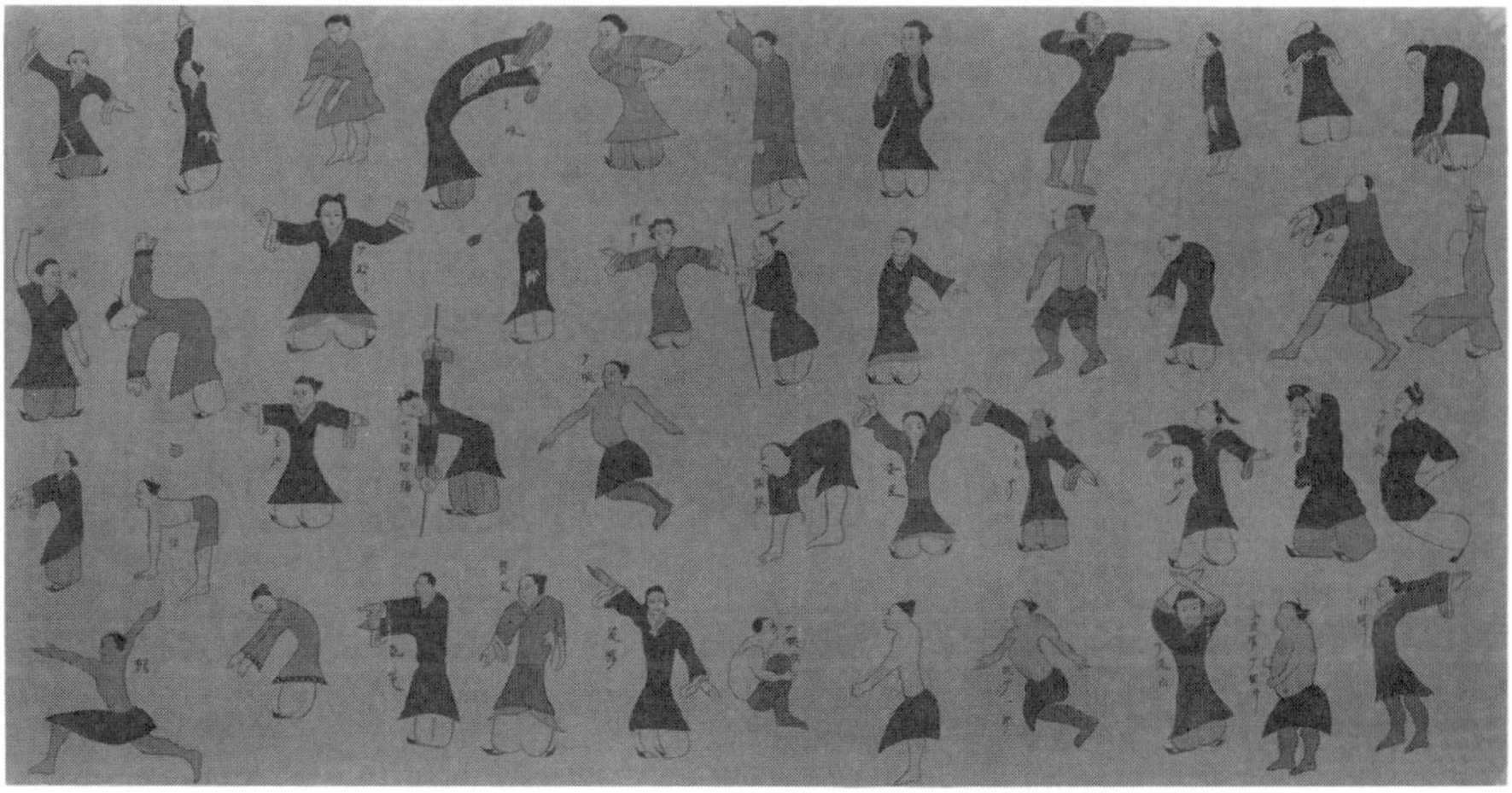

馬王堆三号漢墓出土 導引図（復元図）

の流れを自然な状態に戻すことができるのです。

その後、中国では不老不死を求めて、多くの修行法や金丹薬《きんたんやく》(金石《きんせき》を砕いて練った霊薬)などが研究されましたが、最も副作用がなく、誰でもできる、この「導引」はその安全性からも人々に喜ばれました。

その長い歴史のある「導引」を、現代人にあわせて体系化されたのが、早島天來宗師が完成させた「気の導引術」なのです。

この本では、現代生活で起きやすい不調などにあわせて、いくつかの「気の導引術」をご紹介しています。ぜひ試《ため》してみてください。

日頃使っていないところに気がめぐり、体の調子がよくなることを実感していただけると思います。

猛暑、豪雨、感染症などの不安な時代も、元気に生きる秘訣は「気」

現代人類の脅威となったコロナウイルス感染症は、やっと長いトンネルを越えましたが、このところ、毎年のように猛暑の記録が世界で更新され、そして記録にないような豪雨による災害も増えています。地球環境のためにと、クーラーの使用を我慢して制限していても、猛暑で体調を壊してしまったら、元も子もないですね。

そして対立と分断の世界情勢、日常生活の物価高への不安など、私たちは、どんどん便利になっているこの現代社会に生きながら、じつは本当にいろいろな脅威の中で過ごしていると言えるでしょう。

日頃の多くの不安材料の中で、不安に思ってもしかたない、と思いながら、いったいどうやって家族を守るのか？　などと、常に何かの不安が心の中にあって、本来の元気が湧いてこない、そんな方も多いことでしょう。

時代とともに生まれる新しい病気

最近、とくに地球温暖化の影響や、人類の環境破壊による汚染などによって、不調の原因も増えています。

そしてまた、三年にわたるコロナウイルスの蔓延《まんえん》によって、家にこもる時間が増え、リモートワークによって、室内でパソコンの前に座っている時間が増えるなど、私たち人間は、体を動かすことが減り、また目や頭など、一部だけを長時間酷使するような生活も増えて、それによる不調も増えているようです。

しかし、時代と共に増える新たな不調も病気もすべて、じつは道家の「気」の視点から見れば、その原因は同じなのです。

そして、新種のウイルスによる感染症であっても、「気」の流れがよく、滞りのない元気な体ならば、自然治癒力や抵抗力が高いため、自分で自分を守ることができるのです。

つまり「気」の健康術とは、「気」の流れをよくすることで、滞りをつくらず、病気の元をつくらない、また未病《みびょう》（発病には至らないものの軽い症状がある状態）のうちに、体を守る、すばらしい健康術なのです。

気温差による不調

このところ、一年の気温が高くなっていて、世界的な大問題となっていますが、一日の中で、また一週間の中での気温差も大きくなっているように思われます。

このように一日の中での気温差が大きいということは、私たちの体にとって、大きなストレスであり、負担にもなります。

そのために、なんとなく元気が出ないとか、また風邪《かぜ》をひきやすくなるとか、食欲がない、疲れやすいなどの、さまざまな不調が起きやすくなるのです。

それは私たちの肉体が、これまでにない一日の、そして一週間の気温差に、ついてゆけないからなのです。

つまり現代は、温度の変化に適応する人間の能力を超えた、大きな気温差にさらされている、と言ってよいでしょう。

そんなときも、あなたの強い味方は「気」の力です。

そして、その「気」の力を呼び起こすのは、体内の「気」の流れを自然に戻し、さらさらと水が流れるように、滞りなく「気」が流れている体の状態に戻してあげることなのです。

全身の気力を充実させ、ストレスにも強くなるスワイソウ

現代人は、環境によるストレスを本当に多く受けています。

気温差や、猛暑、豪雨、また地震など、さまざまな日常の環境からくるストレスを、体にうけて、ぐったりしてしまわないように、これからの時代、何があっても元気に乗り越えてゆけるように、常日頃から体内の「気」の流れを整えておくことがとても大切です。

そこで全身の気力を充実させる、スワイソウをご紹介しましょう。

私たち人類は、直立二足歩行をするようになってから、手や頭といった上半身を使

いすぎて、上半身に気の滞《とどこお》りをつくりやすい日常を過ごすようになりました。

そこで、上半身に滞った「気」の流れを、本来あるべき下半身にも流してやると、体調は改善され、気力が湧き、いろいろなストレスがあっても、あわてふためくことがなくなるのです。

人間は上半身三、下半身七の比率で、下半身に「気」が集まっているのが、健康な状態なのです。ところが現代はこの逆で、上半身七、下半身三の比率になっていて、しかも、目や脳ばかりを集中して酷使しています。

そのアンバランスを取りのぞいて、正常な「気」のバランスに戻るための導引術が、スワイソウなのです。ぜひ肩の力をぬいて、楽しく実践してみてください。

スワイソウを行なううえで大切なことは、下半身に「気」を集めて、上虚《じょうきょ》、下実《かじつ》（上半身の力《りき》みが抜け、下半身が充実している状態）にすることです。

ですから、靴下をぬいで立った姿勢で、足を肩幅に開きますが、足の指をしっかり地面に密着し、指で地面をつかむように意識してください。

そうすることで、「気」が下に流れるのです。

最終的には、へその奥にある臍下丹田《せいかたんでん》に「気」を集める気持ちで行なうとよいのですが、最初はとにかく、肩の力をぬいて、楽しく軽く振ることからはじめてください。疲れのことを東洋医学では邪気《じゃき》（体にたまった悪い気）ともいいますが、スワイソウをすることで、無理なく邪気を排泄《はいせつ》することができるのです。

スワイソウ

①上半身と両足をまっすぐにして立つ。両足は肩幅に開く。足はしっかり地面をつかむように立つ。
②両手を肩の高さにあげて、後ろにむかって邪気を振り捨てるような気持ちで手を振る。
③手は振り子のように繰り返し振る。このとき、肘は自然に伸ばして行なうことが大切です。
最初は三十回くらいから、だんだん百回とか二百回とか、無理なく楽しく振れる回数で行なってください。くれぐれも、ぶるんぶるんと力をいれて振らないこと。

体内の邪気が振り捨てられて、頭もすっきりし、体内の「気」の流れもよくなって、自然治癒力、抵抗力もアップします。

とにかく元気が出てきますので、いろいろなストレスにも強くなり、簡単にできる、このスワイソウを、ぜひ続けて行なってください。

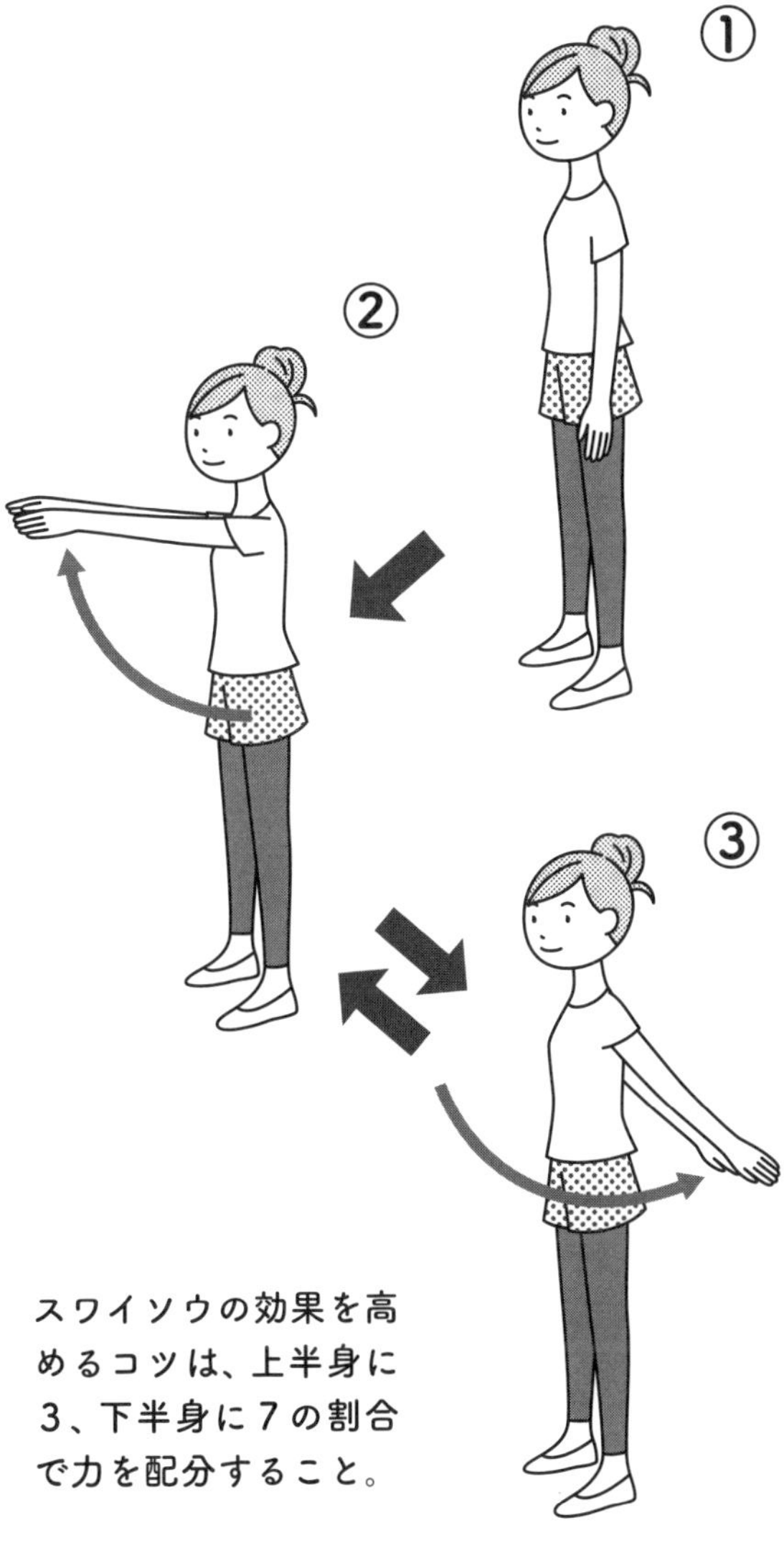

スワイソウの効果を高めるコツは、上半身に3、下半身に7の割合で力を配分すること。

どうすれば元気になるの？

そもそも「元気」って何でしょう。

それは「元」の「気」と書きます。

つまり「元気である」とは、本来人間が、生まれた時に天地自然からいただいた気を、十分に体内に巡らせて、気の滞りなく毎日を過ごせている状態のことです。

体内の「気」の流れが自然で、滞りがなければ、誰もが必ず「元気」な状態になれるのです。

自分が毎日、心が晴れないのは、心の不安のせいだと思っていた、という方も、ぜひ、この章で紹介されている、元気が蘇る「気の健康術」を試してみてください。

同じように、毎日ストレスがあっても、まずは体内の「気」の流れを整えて、自然な状態に戻してあげることで、不思議に「元気」が蘇ります。そして、昨日まで不安だったことも、原因が消えたわけでなくても、それほど気にならなくなるものなのです。

では、その差、その変化は、どこから来ているのでしょうか？　それは、体内の「気」の状態によるのです。

まずは試してみてください。体内の「気」の流れが正常になれば、内臓の調子もよくなり、不思議に元気になるのです。

「気」って、そんなすばらしい効果があるのです。

そして、これから何が起きるかわからない、混沌とした時代に向かう私たちにとって、まずは自分自身の「気」の流れを自然に戻してあげることが、ストレスの多い時代を生き抜くための、最高の方法なのです。

胃腸を活性化して元気になり、内臓を正常にもどすバンザイ体操

毎日元気な人は、食事もおいしく食べられます。胃腸が弱いと元気が出にくくなり

ます。なぜなら、私たちは食事によって、動植物の「気」をいただいて、吸収しているからです。

そして人類は、前に述べたように、直立二足歩行をするように進化してから、重力の法則によって、内臓下垂が起こりやすくなりました。内臓が下垂すると、それぞれの内臓の活力は落ちて、元気に働かなくなります。つまり、元気がなくなるのです。

そこで、ぜひこの「気の導引術」のバンザイ体操を実践して、内臓を引きあげ、「気」の流れを整えてあげましょう。

この行を続けていると、内臓に活力がもどり、朝食も楽しみになり、おいしく食べられるようになることでしょう。

そして、この行法を続けて一週間くらいたつと、吐き気がしても吐けない、という状態になるかもしれません。それは内臓が正常な位置にもどったときの反応ですから、心配せずに続けてください。あまり苦しかったら、吐き気が軽くなるまでこの行をお休みして、またはじめてください。

7章の「若返る『気の健康術』」の章で紹介する、足もみの行法もあわせて行なうと、さらに全身が元気になるのに効果があります（88ページ参照）。

ぜひ実践してみてください。

バンザイ体操

①あぐらをかいて座り、両手を左右に大きく開き、頭上に高くあげる。
②手のひらを上向きにして、指を交差させる。

①

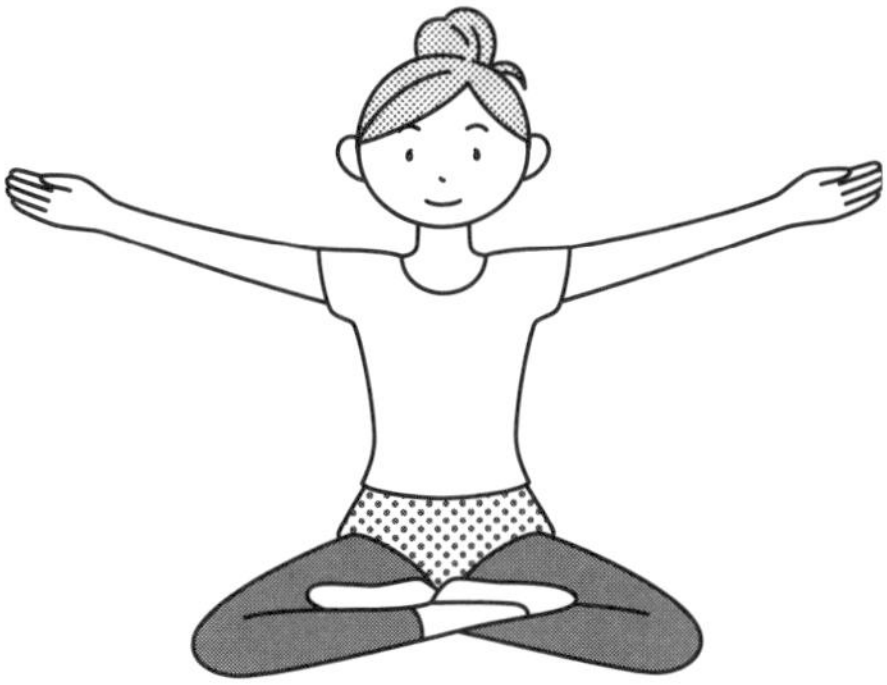

②

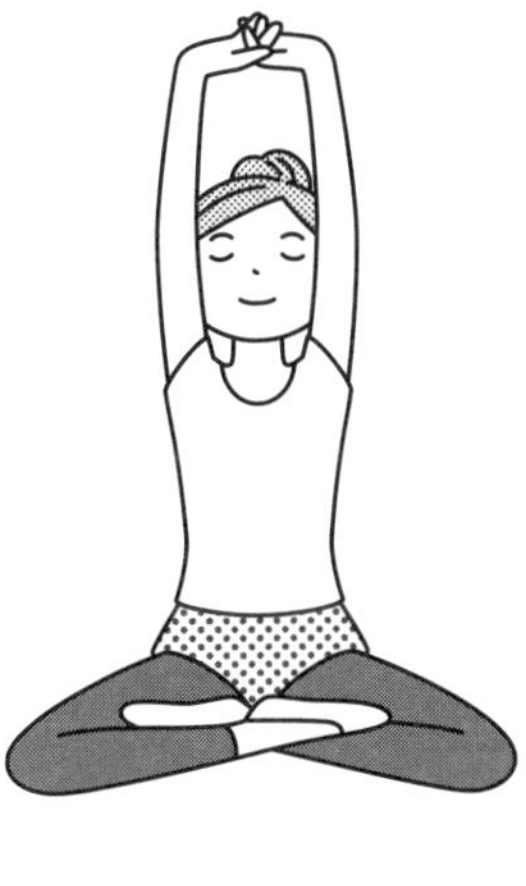

「気」を味方にすれば鬼に金棒

こんなふうにお話してくると、「気」って、そんなに私たちの人生に影響があるのか！　と驚かれることでしょう。

じつはそうなのです。

私たちの人生を、楽しく豊かに元気に生きるために、何よりの強い味方は「気」であり、人生を左右するのもこの「気」なのです。

「気」を味方にすれば、私たちはどんな時代が来ても、明るく楽しく生き抜いてゆくことができます。

そして、その「気」のコントロール法こそが、この本でご紹介する「気の健康術」であり「気の導引術」なのです。

実際に日常の体調管理に大切ないくつかの導引術をこの本から学び、実践された皆さんは、確実に体内の「気」の流れの変化を感じていただけることでしょう。

そして、体内の「気」の流れが自然になれば、皆さんの体は元気を取り戻します。すると、さまざまなストレスがある現代社会に過ごしていても、そのストレスに負けずに、幸せな人生を手にいれる、幸運への道が開けてくるのです。

まさに私たちの人生を明るく楽しく幸せに生きるためには、この「気」を学び、味方にすれば、鬼に金棒なのです！

5章

コミュニケーションの章

「気」のコミュニケーション

現代は、ネットの情報が溢《あふ》れ、一日のうちに小さな携帯の画面を見ている時間が長くなり、ちょっと手持ち無沙汰《ぶさた》だと携帯をあけて画面を見ている、そんな日常が当たり前になっています。そして同じ家に住んでいても、ラインやメールでやりとりして意思疎通をしたりすることが当然の時代にもなっています。

しかも、この三年間は、コロナウイルスのパンデミックの影響で、学校での授業も対面でなく、ネットで行ったり、また同じ教室にいても、あまり会話をしないように言われたり、食事のときは黙食で、会話をしないよう注意されたりと、本当に不自然な状態で、みんなが過ごしていました。

もともとコミュニケーションが苦手だった人にとっては、ますます人との交流がしにくい日々を過ごさなければならなかったわけです。ですから、自然に朝、挨拶をして、必要なことを話し、相談し、仕事を進めるといった、当たり前のコミュニケーシヨンすらできない人も増えてきていると言います。

新入社員になっても電話をうけることができない、どう会話すればよいかわからない、といった人も多いようです。

さあ、そんなときも大いに役立つのが「気の健康術」です。

いくらAIが日常生活にたくさん入り込んでくるといっても、やはり人と人との関係、交流は、私たちの人生にとって、とても大切なことです。

一生の中で、せっかく出会えた人と、自然に普通にコミュニケーションがしたい、と思うけれど、なかなかできない、そんな少し気の弱い方も、ぜひ「気の健康術」で、元気を取り戻し、自分らしく元気に会話して、毎日を楽しく過ごしましょう。

コミュニケーションの秘訣は「気」

じつは、自然なコミュニケーションにおいて最も大切なのは、「気」なのです。

「気」の流れが自然で、心も体も自然体でいられたら、相手の人に一言言葉《ひとことことば》をかけるだけでも、自然に相手に入ってゆきます。

ところが、声を掛ける前から、相手はどう思うだろうか、自分の意見に反対されるのではないか、この人は私が嫌いじゃないだろうか、今、声をかけたら迷惑ではないか、などと、あれこれ思ったりすると、その「気」はそのまま相手に伝わって、相手は自然な応対をしてくれなくなるのです。

コミュニケーションには、まずは「無為《むい》自然」の「気」が大切であることを覚えておきましょう。

この「無為自然」とは、「道」TAOの哲学を示す深遠な言葉として、よく知られていますが、道家〈道〉学院では、「無為自然」の生き方とは「こだわらない、とらわれない、流されない」生き方であると、わかりやすく説明しています。

そして、大切なのは「元気」です。元気な人の話は、自然に人が聞いてくれます。ところが声も小さく、不安げな人の言葉は、なかなか聞いてくれません。まずは自分が元気を取り戻すこと、そして、元気な声で話せる自分になることが肝心です。

簡単な方法ですが　ぜひ「気の健康術」を実践してみてください。

「気の健康術」の中に、たがいに組んで稽古《けいこ》をする、「道家動功術」という健康武術があります。その稽古のときは、自然にいろいろな人と組み、技をかけ、技を受けます。その動きを続けているうちに、人とのコミュニケーションが怖《こわ》くなくなり、自然に大きな声で会話ができるようになります。

そして、その稽古で気合いを出すことは、とても効果があります。

電話恐怖症がすっかり治り、弱気を退治する「のどの強化法」

会社に入って電話の応対をしなければならないが、どうも苦手といった人、人から何かを頼まれるといやと言えない人、またすっと思いが口をついて出にくい人、そんな人たちは、ぜひ、次に紹介する「のどの強化法」の導引術（首とのどを摩擦する導引術）をやってください。

声が出にくいというのは、のどの「気」が弱って、流れが悪くなっているのです。ですから、首やのどをよく摩擦することで、のどの「気」の流れが非常によくなり、自然に思ったことが言葉に出るようになります。

このように、体から来る「気」の不調を整えてあげることで、もっと自分らしく思ったことを伝えられ、仕事も日常生活も楽しく過ごすことができます。

この導引術は簡単ですので、ぜひ実践してみてください。

また、緊張しやすいという人や、緊張を取りたいという人が、この導引術を続けてゆくと、緊張したときに首やのどの気が自然であれば、多少緊張しても話せるようになります。

そうして自信がつけば、だんだん慣れてきて、電話の応対や、また仕事でのクライアントへの一言が自然に出るようになることでしょう。まずは実践です。

首とのどを摩擦する導引術

①あぐらをかいて、軽く目を閉じる。
②首の後ろに左の手のひらをあて、首の横を通ってのどの中央まで軽くなでる。
③右手で反対側を同様に行なう。これを左右交互に十八回以上なでる。

④次に、あごをやや上に向けて、突き出すような姿勢をとる。

⑤親指と他の四本の指でV字型をつくり、あごにあて、そのまま、のどに沿って首の付け根までなでおろす。これも両手を交互に十八回以上。朝と晩の二回行ないます。

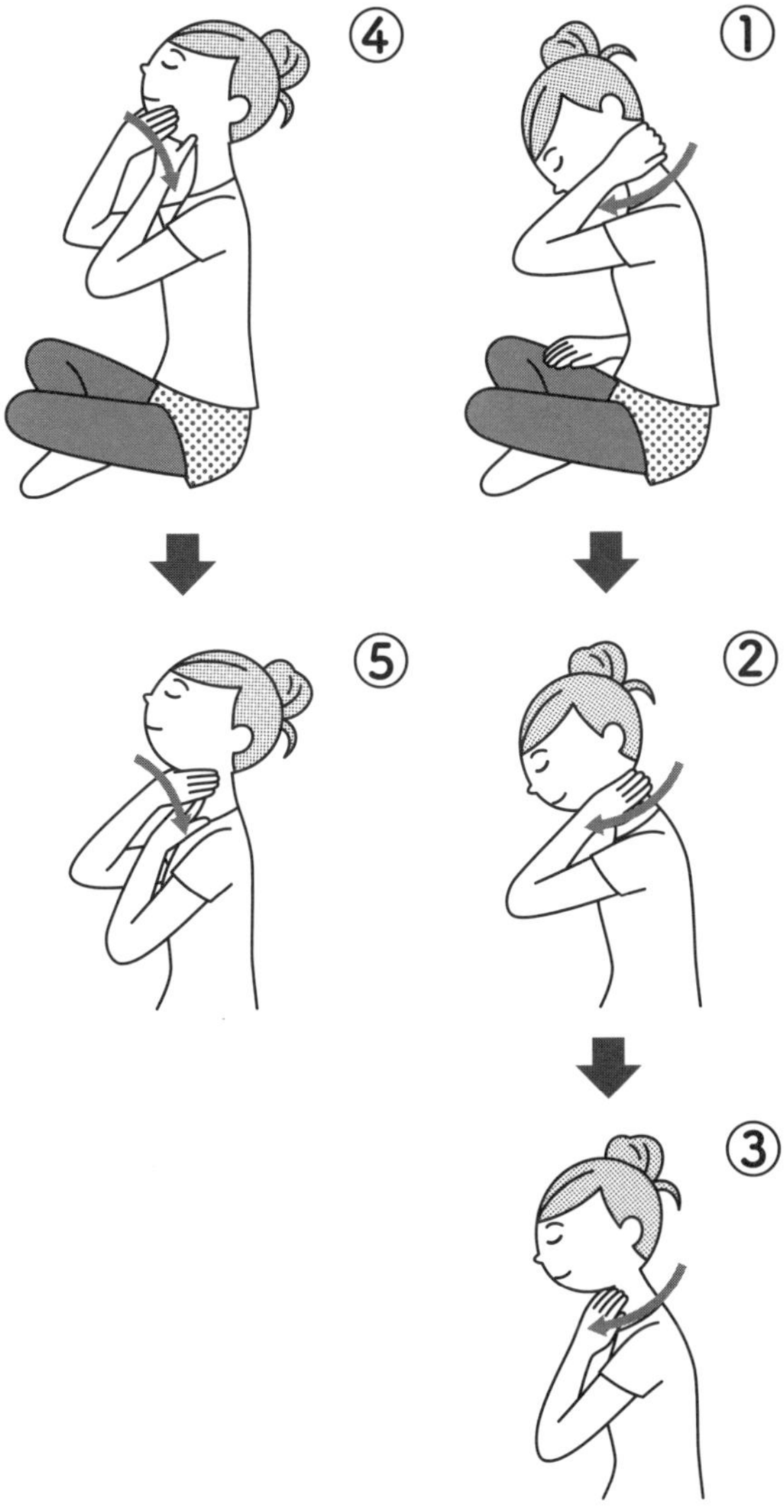

この、首とのどを摩擦する導引術を行なうと、極端にのどの弱い人は、ひりひりした感じがすることがありますが、それはのどが丈夫になる変化なので、無理なく心配せずに続けてください。

あまりひりひりしたら一休《ひとやす》みして、また落ち着いたら行なってください。自然にのどが楽になり、すこしくらいではのどが疲れることもなくなり、また多少の緊張で声が出にくいといった症状もよくなることでしょう。

また風邪もひきにくくなります。ぜひ、この導引術を実践してみてください。

視線恐怖症を克服する魔法の鏡で、目の鍛錬を！

人と視線が合わせられない視線恐怖症の人がいます。

一般的には視線恐怖症は、弱気、小心な性格に原因があると言われ、この性格を変えない限り治らないと思われています。

しかし、性格の欠点を改善するには、その欠点から生じる体のくせを直す必要があります。

体のくせが直れば、性格も自然にまた変わってくるのです。

視線恐怖症を克服する導引術を紹介します。それは魔法の鏡で目の鍛錬をする導引術です。

毎日、朝と晩に三分間ずつ鏡の前に立ち、鏡に写った自分の顔をしっかり見つめるようにします。

人の顔をまともに見ることができないという人でも、自分の顔なら視線をはずさないで見られるはずです。

そして、最初は自分の顔を見るようにし、慣れてきたら、自分の目を見るようにするとよいのです。

しっかり自分の目を見られるようになると、自然に他人の視線も怖くなくなります。

この行法を十日間ほど続ければ、その変化が実感されることでしょう。

魔法の鏡で目を鍛錬する導引術

毎日、朝と晩に、
３分間ずつ鏡の前に立つ。

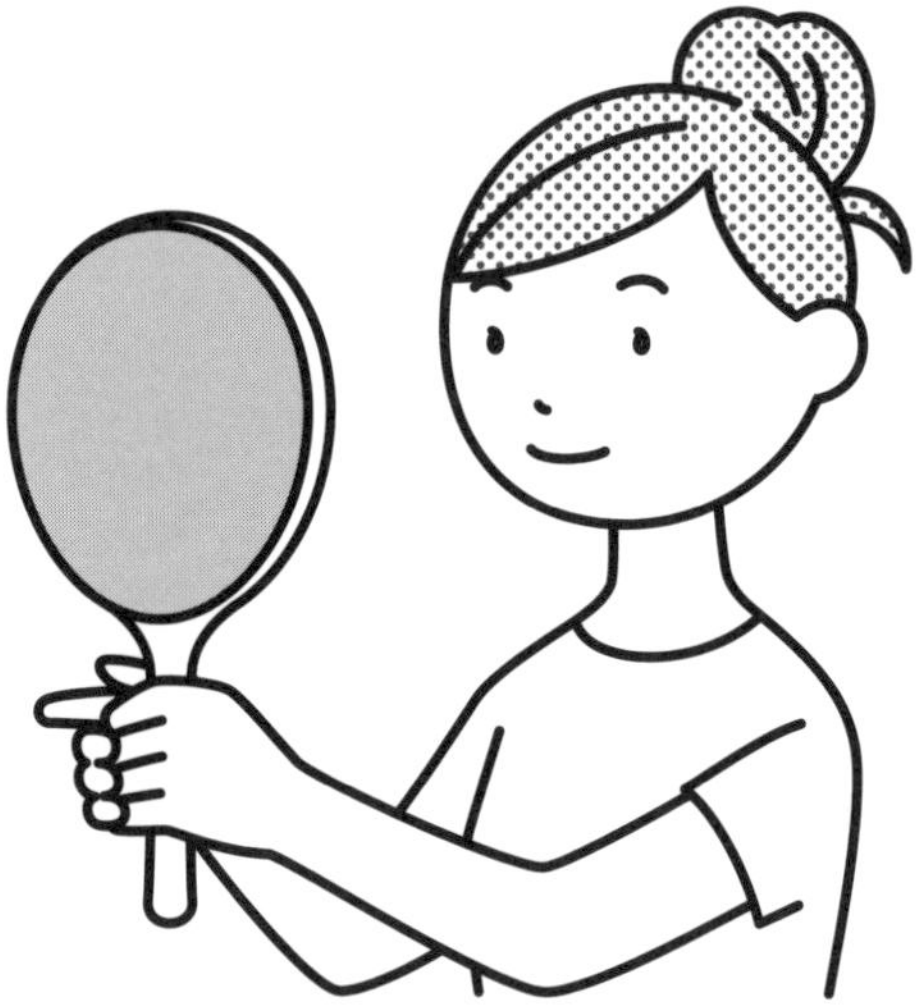

最初は自分の顔を見るようにし、
慣れてきたら、自分の目を見るようにします。

6章

集中力の章

集中力と「気」

最近、隙間時間の利用の大切さについて、よく言われるようになりました。

たしかに、日常の中にある隙間時間を効率よく使うことは大事ですが、その隙間時間の利用を考えるまえに、実際の仕事時間、また家事や勉強の時間を、もっと効率よく集中して、気持ちよく仕事をする、ということを考えてみることが大切ではないでしょうか。

そして実際の仕事の時間に集中できたら、ちょっとした隙間時間には、ゆっくりコーヒーを飲んだり、空を眺めたりして、身心を癒《い》やすことができるのではないでしょうか。

老子も言っています「動きすぎれば早く老化する」と。

ぜひ大切な人生を、老化を早めず、日常を楽しく集中して、自分を生かしてゆくために、「気」を味方にしましょう。

最近、なかなか集中力が出ない、仕事がはかどらない、勉強をはじめても、なかなか集中できないというふうに、不調といえないものの効率が悪くなったな～と思う方は多いのではないでしょうか。

猛暑や、日常のさまざまなストレスのせいで、やるべき仕事があるのに、すぐ手をつけられない人も、また手をつけても仕事が遅くなったと感じる人も、老化現象かなと片づけないで、ぜひ、「気」を味方にして、集中力をつけましょう。

「気」の流れがよくなったあなたは、驚くほど集中力がついて、その効果に驚かれることでしょう。

集中力アップの「気」の秘訣

人間が集中できる時間は十五分が限度である、などと言われますが、やはり誰でも、集中できる時間はそんなに長くありません。どんな仕事も勉強も、また家事も、すっと手をつけられるかどうか、ということが大切なポイントです。

それが、やらなければならない仕事——たとえば上司への確認であったり、書類をまとめることであったり、家事で当然やらなくてはいけないことであったり——であるということはわかっていても、なかなかすっと手をつけられない理由に、じつは体内の「気」の滞りがあるのです。

ところが、「気」の流れが自然に戻り、元気を取り戻せたら、どんな仕事もすっと手をつけられるようになります。

ぜひ「気」を味方にして、すっと手をつけられる、「気」で動ける身軽な心と体になりましょう。

そして、「気」で動けるということは、この天地自然は「道」ＴＡＯの法則によって、「気」の流れで動いていますから、ご自身の体内の「気」が自然になってくるということです。

その「気」の流れで動けたら、仕事も家庭も人間関係も、不思議とうまく運ぶようになるのです

ぜひ「気の健康術」を実践して、この「気」の不思議を体験してみましょう。

やる気を出し、集中力を高める導引術

①あぐらをかいて、両手で後頭部をかかえる。
②口から息を吐きながら、頭を後方にそらす。
③鼻から息を吸いながら、頭を前方に傾ける。

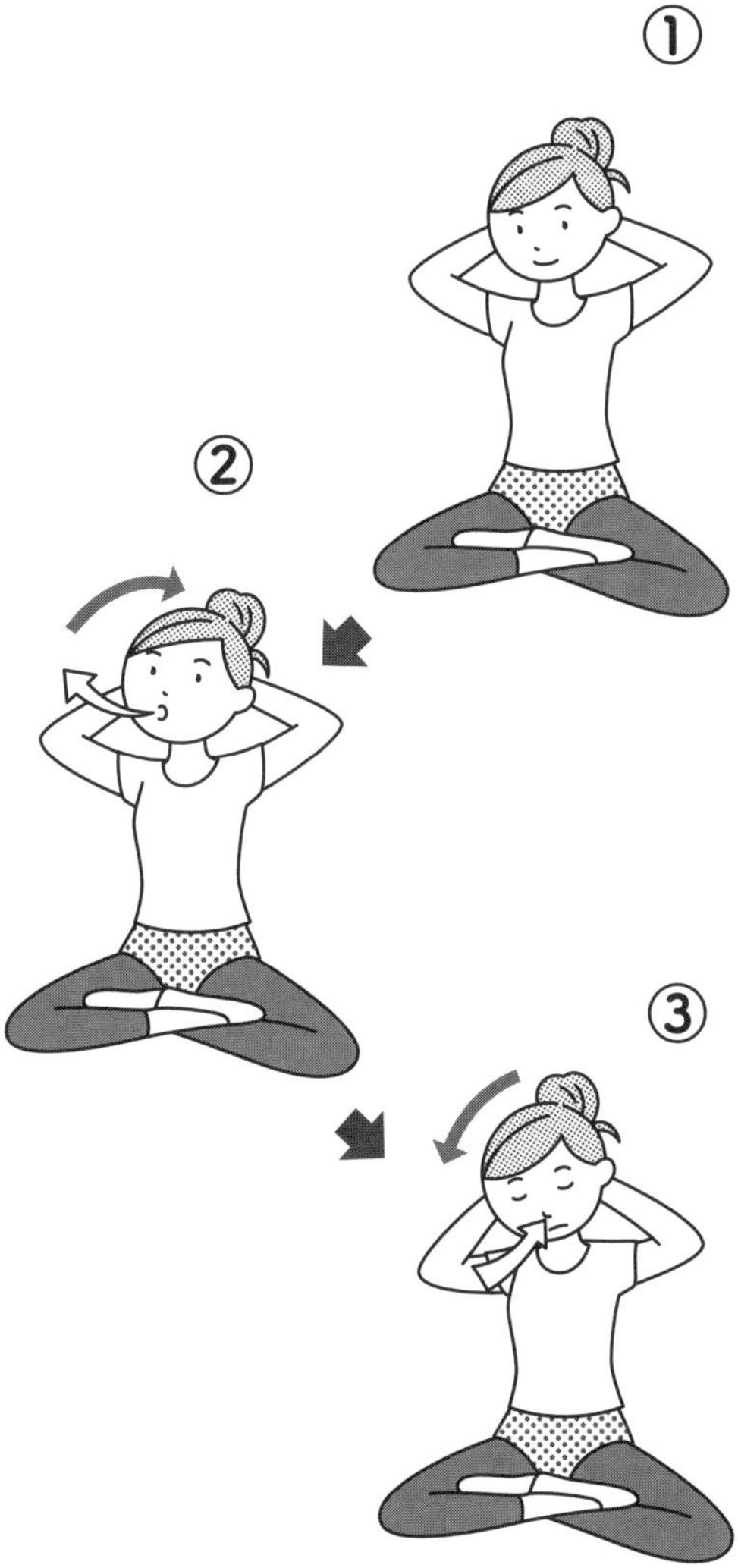

目を休めて「気」の滞りを取りのぞく

私たちは、起きているあいだじゅう、ずっと目でいろいろなものを見ています。自然の山や空、川の流れや、森の緑を見ているときは、同じ見ることであっても、心も体も休まって、癒やされる気がしますね。

ところが現代人は、遠くの景色に山が見えても、また近くにある街路樹の緑がきれいでも、なかなかそういった身近な自然に目を向けずに、常にスマホを開き、またPCの画面を見て、人工的な画像を追っていることが多いのではないでしょうか。

これは、とても不自然なことであって、気づかないあいだに、私たちの体内の「気」の流れを滞らせてしまうのです。また画面を追っているだけでも、じつは大切な「気」を消耗しているのです。

そうやって、ふだんから「気」を消耗していると、大切な仕事のときに、集中するための「気」が残っていません。

なんとなく一日ぼ〜〜っとして、効率が悪いと思う方は、ぜひ「気の健康術」を実践して、「気」の滞りを取りのぞき、自然な「気」の流れを回復しましょう。

そうすれば、書類を見ても　すっきりと内容が頭に入り、やるべき仕事にすぐ手をつけられるようになることでしょう。

一日のあいだに、意識をして目を休め、そして「気」の消耗を防ぎましょう。

試験勉強にも「気」！

試験勉強をしているのに、なかなか効率があがらない、という人も同じです。

そうした人は、体内の自然な「気」の流れが滞ってしまったり、「気」を消耗したりしているのです。

そして、時間をかけても集中できないことに、いらいらしたり、努力しても結果の出ない自分を責めたりしては、つらいですね。

そんなときは、「気の健康術」で集中力を高めるとよいのです。

そして、あいだに上手《じょうず》に小休止をいれて、「気」の転換をはかり、効率的な勉強法を身につけましょう。

7章

若返る「気の健康術」

高齢化社会を楽しく生きる法

日本は世界に先駆《さきが》けて、高齢化社会に突入しています。「平均寿命」は延びていますが、「健康寿命」との差は少なくなく、生涯、他人に頼らず、健康に自分自身の日常を生きられる「生涯現役」の生き方を、みんな望んでいます。

そして、できれば人生の最後の場は病院ではなく、自宅で眠るようにあの世に帰りたい、というのが、みんなの願うところです。

人間は生まれてきた時から、誰もが死に向かって進んでいますが、できるだけ生まれてきた時に、天地自然にいただいた「気」を、浪費しないで大切に使うことが、長生きの秘訣《ひけつ》なのです。

年をとってきて起きる老臭（加齢臭）とは、体の細胞が老化して起きる、体の老廃物の臭《にお》いと思っていただければよいのです。

いくら香水をつけても、体の老廃物の臭いは、体をきれいにし、細胞を若返らせないかぎり、解消することはできません。

だからこそ、「気の健康術」を実践することが大切なのです。

また年をとると、平らなところを歩いていても、つまづいたり、転んだりしやすくなります。これは足の「気」の衰えです。そんな人は、本書でご紹介している「気の健康術」をやってみてください。

不安に強くなる、元気の秘訣

いろいろな出来事に対して、不安になりやすい人もいれば、いろいろあっても前向きに、不安ともおりあいをつけて、なんとかなるさ、と自分らしく元気に陽気に生きている人もいます。そのように、世の中にはいろいろなタイプの人がいます。

人生がどんなに短くても、あるいはどんなに長くても、いずれあの世に帰るのですから、今を元気に陽気に生きていけたら、楽しいですね。

私たちが、どんなことがあっても、さまざまな変化や困難に見舞われても、強く明るく生き抜ける秘訣があります。

それが「気」です。

皆さんも、「気」が強くて陽気な人は、いろいろなストレスに強く、また変化にも適応してゆきやすい、ということは、わかると思います。

では、その「気」が強く、陽気な人になるにはどうしたらよいのでしょう。

今回この本でご紹介している「気の健康術」を実践すれば、それを叶えることができるのです。

脳を若返らせる導引術

――こめかみたたきで、ぼんやりした頭にカツを入れる

朝起きて、頭がぼ〜っとしていることがあります。また日常でも、人の話に集中できなかったり、聞いたことが頭に入ってこなかったりして、どうやらこれは脳の老化

かな、と思うようなことがあります。

これは寝起きが悪いときや、睡眠不足の状態でも起きやすい症状です。

このような症状に悩まされたのは昔の人も同じだったようで、お年寄りが頭痛がするときなどに、こめかみに絆創膏《ばんそうこう》を貼《は》ると、少しは楽になったようです。

これよりずっと効果があるのが、こめかみを軽くたたたく導引術です。

デスクワークで疲れたときも、また日中、頭がぼーっとするようなときでも、手のひらで三十回くらいこめかみをたたくことで、そこに滞っている気を巡らせて、頭がすっきりします。

毎日続けることで、脳の若返りにもつながることでしょう。

この導引術で大切なのは、強くたたかずに、軽くとんとんと、気持ちよいくらいにたたくことです。ぼんやりしていた脳に刺激が伝わって、すっきり晴れやかになることでしょう。

ぜひ実践してみてください。

こめかみを軽くたたく導引術

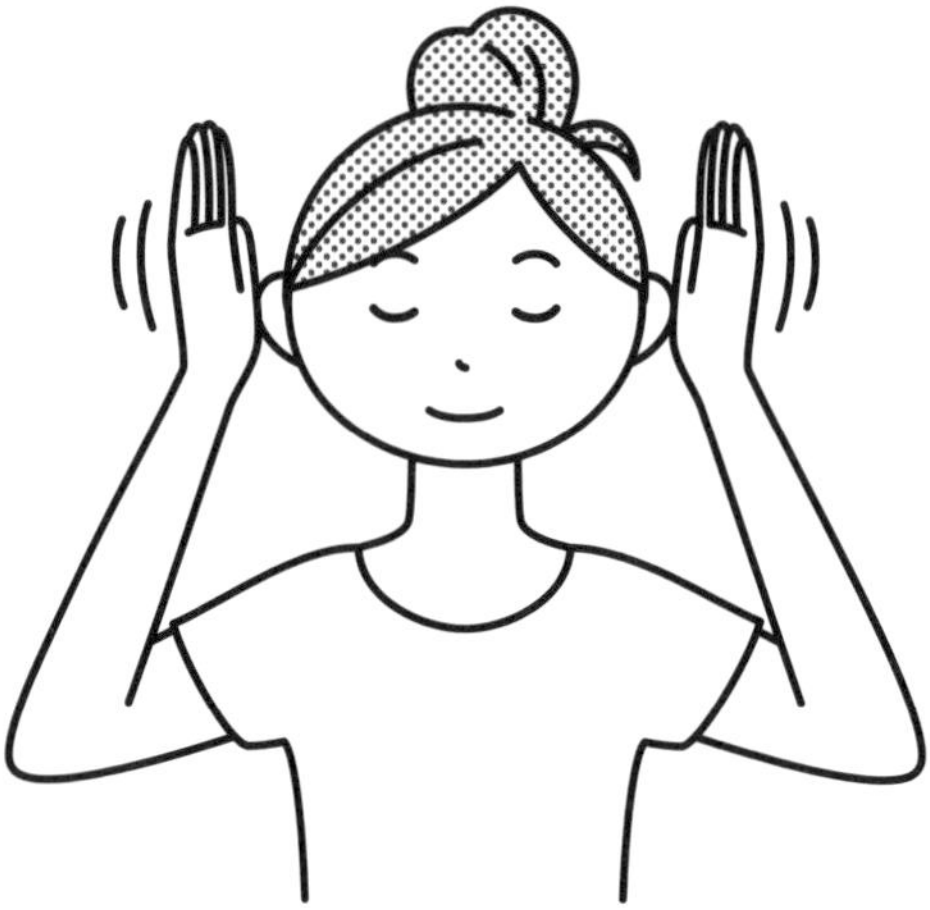

こめかみを手のひらで、
30回くらい軽くたたく。

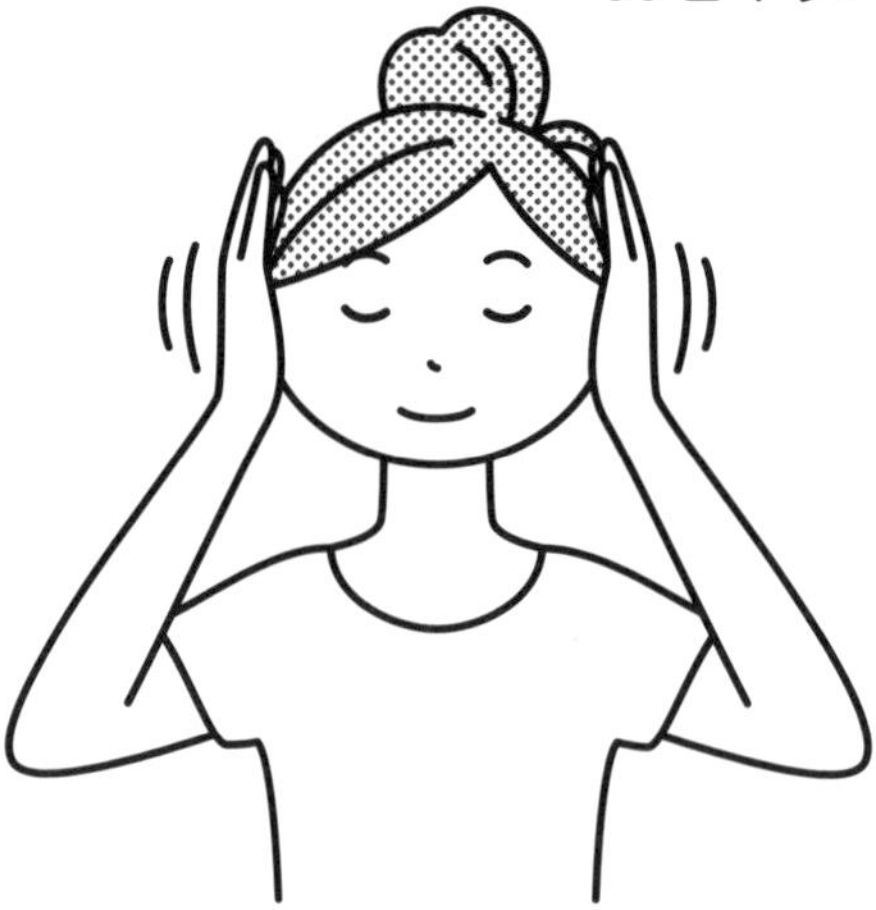

誰でも簡単にできて若返る、足もみの行法

老化は足から来るといわれます。平らな所を歩いているのにつまづく、こういった症状が出てきたら要注意です。

年を重ねて転倒して骨折し入院する、ということが、急激に体力が落ちて、老化を早めるきっかけにもなるのです。

ぜひ足は、いつまでも若々しく、軽く運べるようにしたいですね。

ということで、足もみの行法をご紹介します。

この足もみは、当然、足が若返るだけでなく、心臓から最も遠いところの足の指の「気」の流れを正常にすることで、たくさんのツボが集まる足先への刺激となり、脳にも、また体全体にも、さらさらと「気」が巡り、体内の「気」の流れが自然によくなるのです。

内臓全般にも効果がある、この足もみの行法を、若返りを目指すあなたは、ぜひ日々実践してください。

この足もみは呼吸を伴わないので、一日にたくさん行なっても大丈夫です。

ただし初心者が、効果を出そうとして、ギューギューもんでしまい、足が痛くなる、といった逆効果が出てしまうことがあります。

ぜひ気持ちよく、やさしくもみましょう。そうすれば、足先から頭のてっぺんまで、気の流れが正常になり、体調がぐっとよくなることでしょう。

この足もみは、なかなか眠れないときにも熟睡できる効果があります。

また高血圧、低血圧などが気にかかる方にもおすすめです。

足もみの行法は、丁寧に続けると元気になります。とても簡単に、だれでもできる、気の導引術のおすすめの行法の一つです。

ぜひ実践してみてください。

■足もみの行法

①両手の親指と人差し指で足の指をはさみ、一本ずつ軽くねじるようにもむ。
②次に足の裏を親指の腹で軽く押しもむ。これも軽く行ないます。
③足の裏を、手のひらで気持ちよく摩擦する。

この三つを、左右の足それぞれ、気持ちよく繰り返してください。
知らず知らずのうちに、足は軽くなり、頭もすっきりすることでしょう。

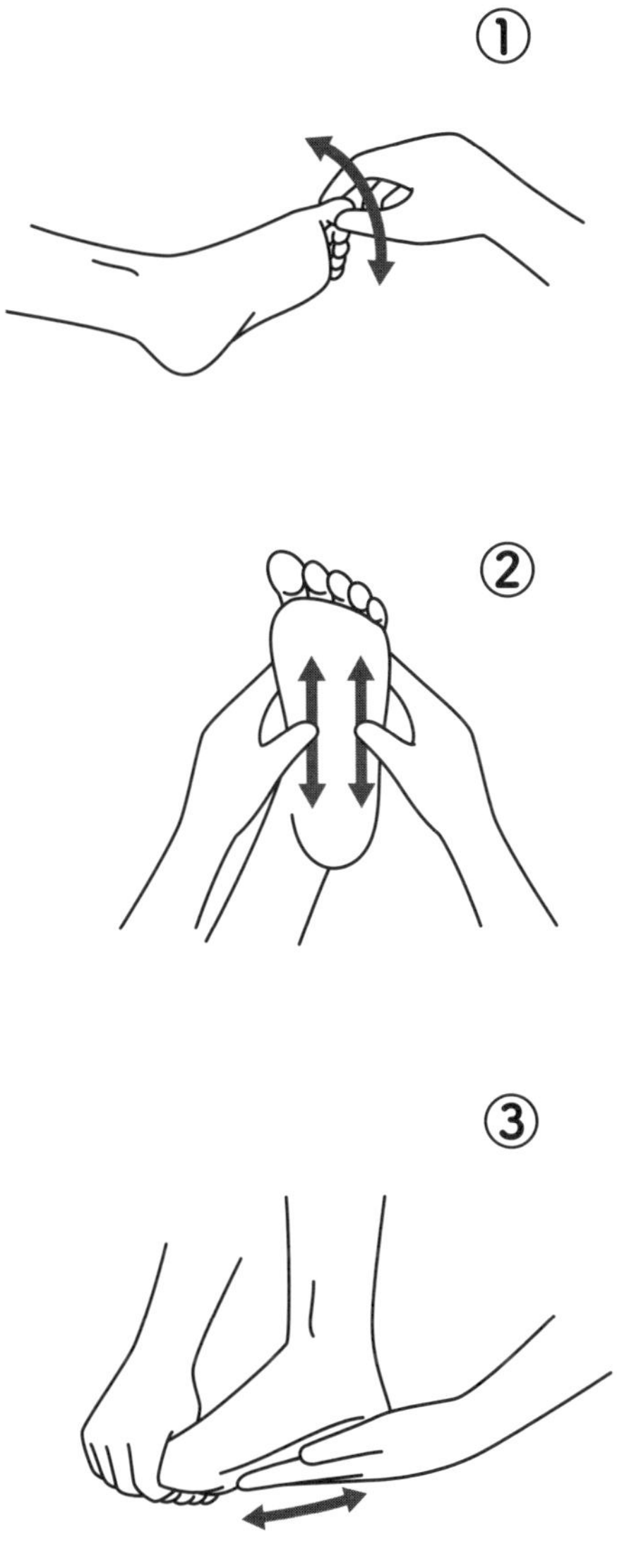

8章

「気」で美しくなる

「気」で美しくなる健康術

今は女性だけでなく、男性も美しくなるということに興味を持ち、意識して努力をする時代となりました。

男性化粧品が各種つくられたり、男性の脱毛がさかんに行なわれたりと、男性も自分がいかに相手に感じよく、美しく見られるか、ということを意識する時代となったと言えるでしょう。

美しくなるというと、一般的には美白《びはく》（白くて明るい肌の色にする）や、肌を美しくする、といったことがまず考えられますが、それらもすべて、私たちの内臓の健康状態とつながっています。

胃腸が弱いと、肌に張りや艶《つや》がなくなります。また便秘があると、その排泄《はいせつ》できない体内の邪気が、肌に影響して、吹き出物の原因となり、肌荒れも起きます。

つまり、顔の色艶がよく健康的に見える人とは、内臓の「気」の流れも順調で、「気」

の滞りのない人である、と言えるのです。

本当に美しいのは、健康な姿

私たちは目鼻立ちなど、それぞれに異なった容姿《ようし》をもって生まれてきます。それが、つまり個性です。

それぞれの個性を無視して、どんなに理想的な顔に整形美容で変えても、その人なりの魅力はなくなってしまうはずです。

ではどうしたら、最も自分らしく美しくなれるか、というと、それは心も体も健康な状態、つまり体内に気の滞りがなく、水のようにするすると流れている状態を保つことです。そのように元気な状態でいれば、人は最も美しく見えるのです。

例をいえば、赤ちゃんです。赤ちゃんはみな、顔形が違いますが、気が溢れて健康なので、どんな顔でもかわいくて魅力的です。

「道」ＴＡＯの「気の健康術」で求める美しさとは、人間本来の美しさであり、それは心と体が健康である状態なのです。

それは、特別な化粧品で塗《ぬ》ってごまかした美しさではなく、私たちの体の中から輝く気であり、美しさなのです。それにまさるものはないのです。

さあ、まず心と体の健康を目指して、「気の健康術」を実践してみましょう。

贅肉のない美しい姿になる

年と共に、若い頃はつかなかった贅肉《ぜいにく》がついてきて、なんとなく姿がぼってりとして、洋服もすっきり着られない、といった悩みをお持ちの方も多いでしょう。

日常食べたものが無事消化吸収され、余分な贅肉がつかずに、すっきりとした姿でいたいと願うならば、やはり内臓を健康にして、体内の「気」の流れをよくすることが、最も大切なのです。

贅肉のない、美しい姿でいるためには、やはり内臓が健康であることが肝心で、体内の「気」の流れを自然に保ち、滞ることなく流してあげることが最も大切なのです。

贅肉をとる導引術

①あおむけに寝る。

②両手を頭の下に組んで置き、両足はそろえてヒザをたてる。

③この姿勢から、ゆっくり腹を上方にもちあげる。このとき、息を静かに口から吐きながら、腹をもちあげることが重要です。

④息を吐ききったら、静かにはじめの姿勢に戻る。

この方法を三回繰り返します。

①
②

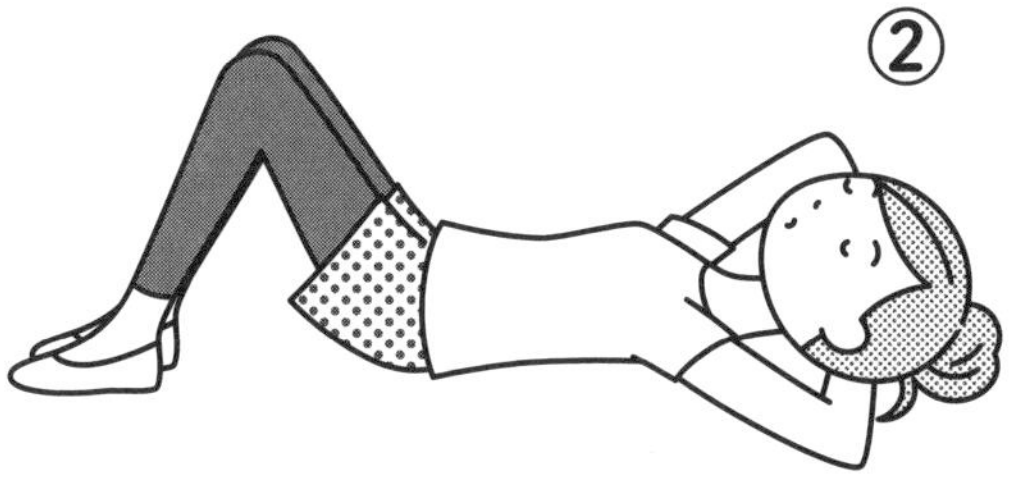

③

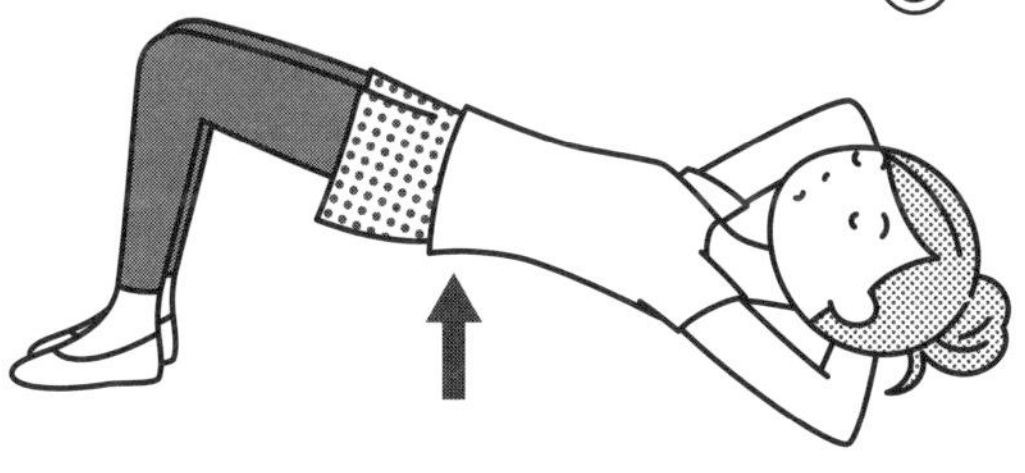

肌を美しくする

肌を美しくするにも、まず内臓の健康が大切です。

顔色も、腎臓が損《そこ》なっていると黒くなり、肝臓なら青黒く、そして肺が不調だと濁った白になり、脾臓や胃腸が弱っていると黄色っぽくなり、また心臓が病むと赤くなります。そうしたことからも明らかなように、健康的な肌の気血色《きけつしょく》を保つには、内臓を健康に保つことが大切なのです。(内臓が健康で、気の巡りがよければ、血〈血液〉の巡りもよくなり、肌も美しく健康的になります)

そしてまた、身近な例では、便秘があると吹き出物が出るというようなことは、皆さんも経験があるのではないでしょうか。

食べたものを消化吸収して、かすはお小水や便で、すっかり排泄することが、健康な美肌にするにはとても大切なのです。

そして、肌を美しくするために、手の「気」で肌の気の巡りをよくすることは、直接効果があります。とはいえ、根本的に美肌になるには、内臓の健康が大切なのです。とくに腸の健康は、直結して肌の状態に影響が出ます。腸の中がきれいなら、肌もきれいといえるくらい、腸と肌には密接な関係がありますので、ぜひ便秘をしないように、体調を整えましょう。

若返りの秘法、猫の顔洗いの導引術

肌を美しくする導引術をご紹介します。若返りの秘法、猫の顔洗いの導引術です。

猫の顔洗いの導引術

①手のひらをこすり合わせて、よく温める。その手のひらで顔面の片方を、ひたい↓ほお↓あごの順番に、十八回なでおろす。

②目↓ほお↓のどの順に、同じく十八回なでおろす。

もう片方の顔面も、同様になでる。

なお、目からほおにかけてなでるときは、あまり強くなでおろすようにすると、目がたれさがってくる恐れがあります。目にあてた手のひらを横にずらしていくようになでながら、ほおのほうに静かになでるとよいのです。

①

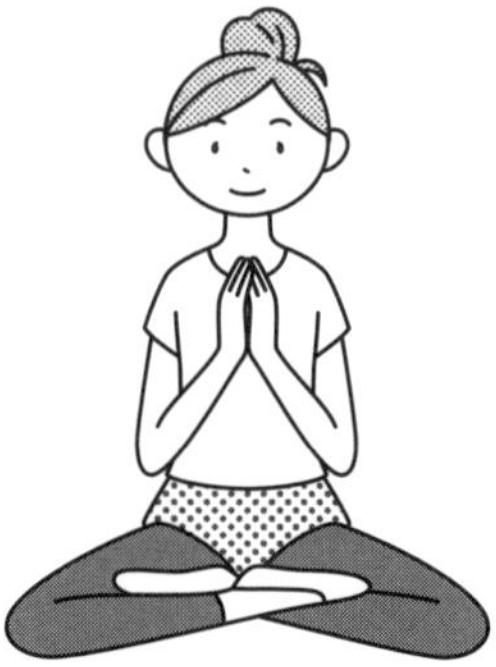

よく温めた手のひらで、なでおろす。

②

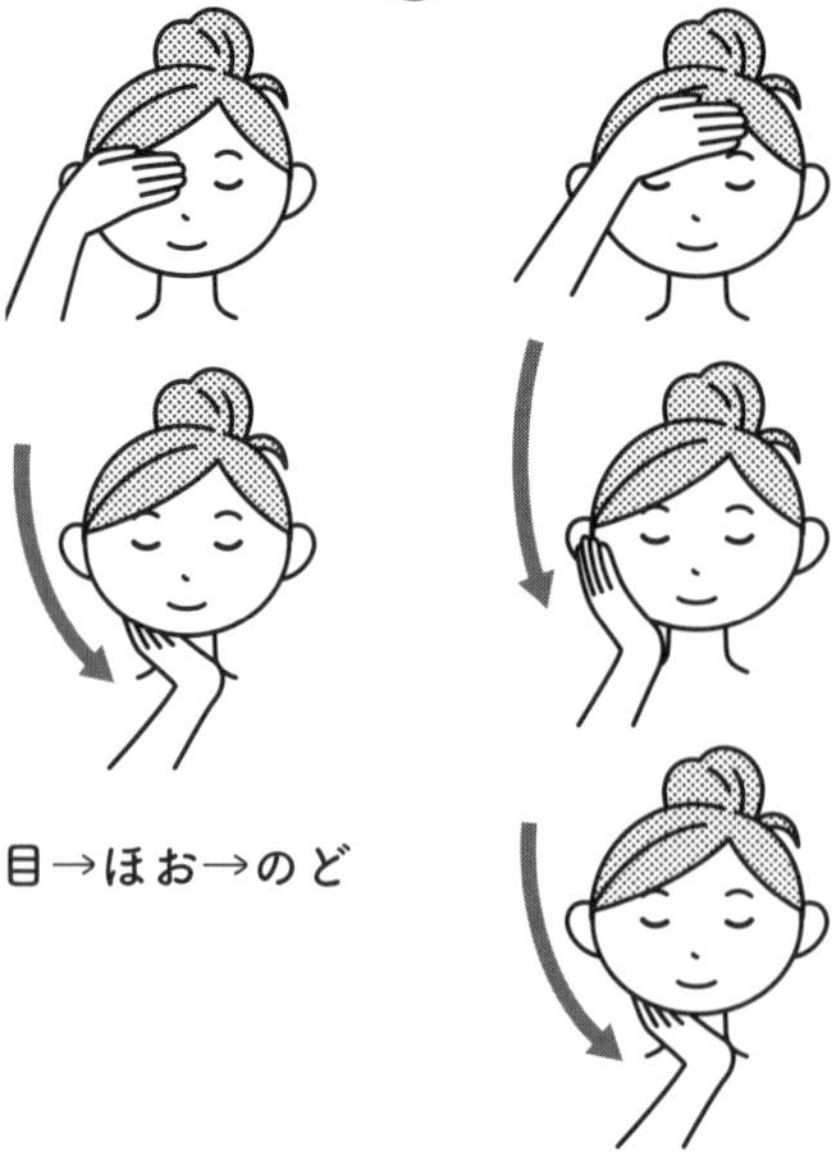

目→ほお→のど

ひたい→ほお→あご

後ろ姿がすっきりする

人は年を重ねると、肩や背中に贅肉がついて、なんとなく丸くなり、後《うし》ろ姿がすっきりしなくなります。

そんな方でも、若い頃の後ろ姿は、柔軟で生き生きして、すっきりしていたはずです。後ろ姿が若々しく美しくなると、おしゃれをしても引き立ちます。ぜひ、前だけでなく、後ろ姿もすっきりさせましょう。

ここでは、後ろ姿をすっきりする導引術をご紹介します。

最初はまったく後ろに手が回らないほどの、体が硬い方でも、毎日続けていると、だんだんしなやかになります。そして、それに合わせて、自然に後ろ姿が若返るのです。

ぜひ無理をしないで試してみましょう。

後ろ手で握手の行

①まず正座をする。
②片方の腕を上方から、他の腕を下方から、大きく背後に回し、背中の中央で両手をしっかりつかみ合う。
③そのままの姿勢で三十数えて、元に戻す。
④今度は腕を入れ替えて、同じ動作を行なう。

この方法を左右交互に三回繰り返します。

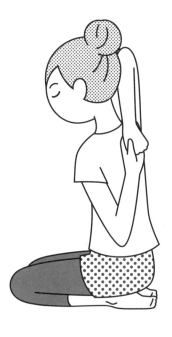

色白になる酒風呂健康法

多くの人が、色白でシミのない美しい肌になりたい、そう願っています。

元々、人の肌の色には特徴があり、色白の人、そして少し小麦色の人など、さまざまです。それぞれ美しい肌であればよいのですが、内臓が不健康になると、肌の色が黒ずんだり、シミや吹き出物が増えたりします。

つまり、日に焼けただけでなく、内臓の不健康によって、肌の色がくすみ、生気のない濁った肌色になるのです。

できれば垢抜けたきれいな肌になりたい、そんな願いの人にぴったりの方法があります。それがＴＡＯの秘伝である、酒風呂《さけぶろ》健康法です。

純米酒《じゅんまいしゅ》を、わかした風呂にいれて、そのまま通常のように、浸《つ》かっていただければいいのです。

通常の風呂に一升入れるとよいのですが、それより少なくても、それなりの効果があります。

酒風呂に入ると、毛穴の奥の汚れまでとれて、また冷《ひ》えもとれ、肌がきれいになります。

また、日頃の取り切れない疲れも取れますので、ぜひ試してください。

そして色白の輝く肌は、まず内臓の健康が大切であることを忘れずに、この本でご紹介している導引術を、ぜひどれでも試してみてください。（酒風呂については、次章で詳しく説明します）

9章

TAO Life（タオ・ライフ）のすすめ

TAO Life（タオ・ライフ）という生き方

すでに述べたように、現代人は、日々進む科学技術の発展によって、より便利に、より速く、より効率的に、ということを望んでいて、ますます人工的な生活となっています。

人間だけの都合で手を加えてきた自然環境は、大きく破壊され、もう元には戻らない状況になってしまっていることに、やっと多くの人たちが気づき、声をあげはじめました。

環境が汚染され、破壊されるということは、天地自然に生かされている私たち人間そのものも、環境破壊と同時に、その体に影響を受けてしまっている、ということに気づかなければなりません。

私たちの体は、自然そのものなのです。この地球環境そのものなのです。

そこで、日本道観、道家〈道〉学院では、人工的な生活の中で、それを否定して生きることはできませんが、できるだけ無為自然の状態を、日常生活の中に取り入れて、自然と共に、心と体も「道」TAOに沿って、無為自然に戻って生きてゆこう、というライフスタイルを提唱しています。

それがTAO L・ife（タオ・ライフ）です。

TAO L・ifeには、たとえば、食事なら季節のものを食べるようにしようとか、お風呂ならタオ（TAO）の酒風呂やヒバ（干葉《ひば》）湯（薬草風呂）に入ろうとか、気の導引術を生活に取りいれて、体内を無為自然に近づけようといった、いろいろな実践の方法があります。

ぜひ皆さんも、日常生活から「道」TAOの無為自然の状態に近づけるように、TAO L・ifeをいっしょに実践してみましょう。

季節の旬のものを食べよう

食事については、今回の本では書きませんでしたが、食事とは食べたもの（動植物など）の「気」を私たち人間がいただくことなのです。

ですから、その食事でいただくものは、ぜひ「気」のあるものを選びたいものです。「気」のあるものとは、新鮮であることです。

そして季節の旬《しゅん》のものがよいのです。その季節にたくさんとれるもの、たとえば夏ならばトマト、キュウリなどは次々と実り、そうした野菜には「気」があります。季節はずれの野菜よりも、そうした「気」がずっと元気で、「気」の豊かな食材をいただくとよいのです。

同じように、魚も果物も、ぜひ旬のものを選ぶようにしましょう。それらは値段も安く、求めやすいはずです。それは経済的であり、健康的でもあるのです。

体の芯まで温まって、熟睡できる酒風呂入浴

【酒風呂の入り方】

通常の風呂桶であれば、純米酒《じゅんまいしゅ》五合《ごごう》～一升《いっしょう》を入れて酒風呂をつくり、長風呂にならない程度に温まってください。

体の芯まで温まって、熟睡できることでしょう。

残り湯は、翌朝には邪気が溶け出して、濁って臭くなっているはずですので、入浴が終わったら、翌日まで置かずに捨てましょう。

晩酌したときのお酒（日本酒）が少し残っていたというようなときも、少ない量でもお風呂に入れていただければ、効果があります。

また全国の道家〈道〉学院では、非常に便利な、純米酒を粉にした入浴剤「崑崙《こんろん》の湯」を販売しております。お問い合わせください。

【酒風呂の注意点】

酒風呂は効果が高いので、いくつかの注意点があります。

・**アトピー性皮膚炎の方や、リウマチの方、血圧が非常に高い方などには、酒風呂はおすすめできません。**

こういった方には、次にご紹介するヒバ（干葉《ひば》）湯をおすすめします（全国の道家〈道〉学院にお問い合わせください）。

・**酒風呂に入ると、体がとても温まりますので、高温のお風呂にしないで、心持ちぬるめの、ここちよいくらいの湯の温度にされるとよいでしょう。**

・**長湯をしないことです。酒風呂入浴はとても体が温まりますので、あまり長湯をすると、よくありません。注意しましょう。**

純米酒の日本酒を五合〜一升入れる。

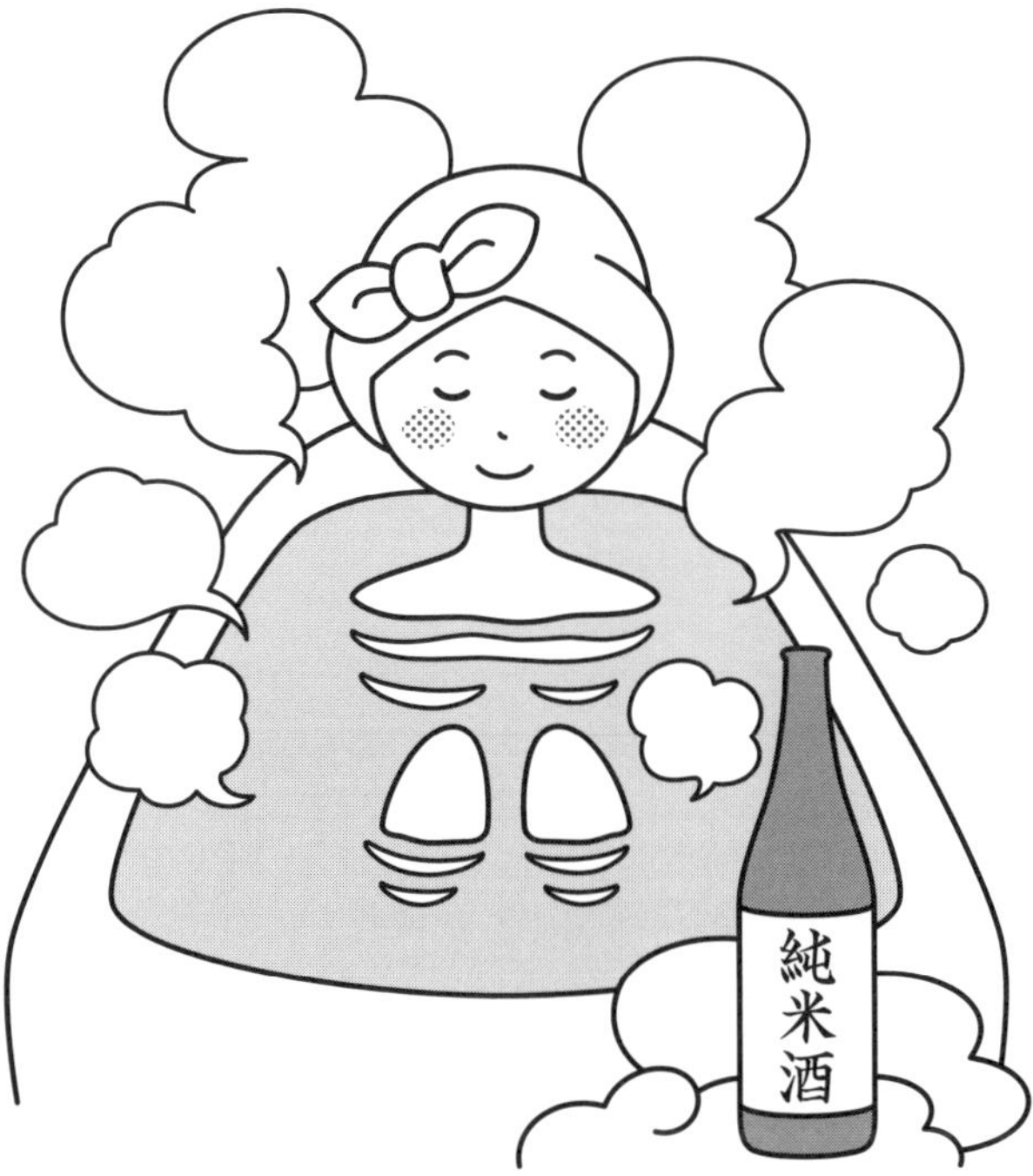

一日の疲れを癒やすヒバ（干葉）湯

アレルギーのある方や、アトピー性皮膚炎の方や、心臓病、リウマチなどの方、また香りだけでもお酒に酔ってしまうようなタイプの方には、ヒバ（干葉）湯をおすすめします。

ヒバ湯とは、乾燥した大根の葉を水で煮出して、お風呂に入れる薬草風呂です。夏場は、ヒバをヨモギ（蓬）に変えて、ヨモギ風呂にされると、季節にも調和した、よい香りがして、おすすめです。

乾燥した大根の菜なら、二つかみをさらしなどでつくった袋に入れます。大きめの鍋に水をたっぷり入れて、三十分から一時間くらい煮出《にだ》します。

そして、その煮出した汁と、ヒバの入ったさらしの袋を、ともに、お湯を張った浴槽に入れると、出来上がりです。自然な香りを楽しみながら、ぜひ一日の疲れを癒やす、至福のひとときをお過ごしください。

体験談

気の健康術で人生が変わった

気の健康術とタオのおかげで、困難を乗り越え、生涯現役で働いています

H・Sさん　女性　60歳　茨城県　テレホンオペレーター

道家〈道〉学院に入学してから、本当に何から話そうかと思うくらい、たくさんの幸せを頂きました。

子供の頃から虚弱でいつも寝込んでいた私ですが、還暦の今も、元気に外で働けるようになりました。さまざまな家庭のトラブルや、主人の病気、東日本大震災、実の親の認知症などを乗り越えて、今は穏やかな幸せを噛《か》みしめております。

これも気の健康術のおかげです。

最近は環境の激変で大変な世の中ですが、気の健康術と「道」ＴＡＯで生き抜けば怖くない！　と心から実感しています。

気の健康術を習い始めてから、毎日が明るくなり、楽しい人生になりました

R・Fさん　女性　38歳　鹿児島県　主婦

二十代前半の頃、転職活動がなかなかうまくいかなくて、体調を崩し、食欲もなくなり、夜もあまり眠れなくなり、気持ちもどんどん落ち込んでいきました。常に体調について不安で、乗り物に乗るとパニック障害が起きるようになり、友人に会うことも家族と出掛けることも億劫《おっくう》で、外出できなくなりました。

早島先生のご本を読んだことをきっかけに、道家〈道〉学院で気の健康術を習い始めてから、体が元気になり、体力もついてきました。洗心術でのご指導で、幼い頃からのこだわりがとれて、視野が広がり、就職先も決まり、毎日がどんどん楽しく、明るくなっていきました。

いつの間にか、ひどい生理痛もなくなり、体の冷えも感じなくなりました。

悩むことはあっても、すぐに忘れてしまうほど前向きになりました。

そしてご縁があって、結婚も決まり、子宝にも恵まれ、今では楽しく子育ての真っ最中です！　これからも家族とともに、気の健康術で心と体を磨き続けたい

と思います。

道家での修行のおかげで、心も体も軽くなり、幸せに生きています

M・Kさん　女性　53歳　大阪府　公務員

仕事が忙しく、しかも上司との相性が悪く、体調を崩して、しばらく休職してから復帰したものの、とにかくしんどくて、出勤するのがやっとという状態でした。

なんとか元気になりたいと思い、いろいろな健康法を試《ため》している中で、道家〈道〉学院に出会いました。

入学して、すぐに効果が現れ始めました。常にだるくてよどんでいたような体が、すっきりして、疲れが溜まらなくなりました。

体が軽くなると心も軽くなり、人間関係や仕事関係がどんどんよくなっていくことを実感しました。

コロナ禍のあいだは、世の中にさまざまな不安がありましたし、年々夏の暑

さが厳しくなっていますが、道家で修行させていただいているおかげで、何事にも柔軟に対応できるようになり、過度に心配して気を消耗するようなことがなくなりましたので、穏やかに楽しく過ごすことができています。

道家に出会わなかったら、きっとストレスで病んでいたか、早死にしていただろうと思うことがあります。今、幸せに生きられるのは「道」TAOと道家のおかげです！

今では導引術は生活の一部。導引術に出会えて、本当によかったです

M・Wさん　女性　53歳　宮城県　会社員

導引術を知り、体験レッスンを受けたときは、「え、こんな簡単な動きで、本当に変われるのかな」と正直、半信半疑でしたが、せっかく習ったのだから、まずは朝晩さぼらず一週間続けてみよう！と思って、導引術をやり始めました。

するとすぐに、朝の目覚《めざ》めがよくなり、スッと起きられるように変わり、便

秘も改善され、「あれっ、体が何か違う!」と感じて、それから本格的に行うようになりました。

しばらく経《た》って、気がつくと、これまであった激しい生理痛も、疲れやすさもなくなり、元気に動けるようになっていました。

また、体調がよくなってくると、自然と気持ちも明るく持てるようになり、些細《ささい》なことで怒っていた自分が、イライラせず、嘘のように穏やかな気持ちに変わりました。

あらためて、心と体はつながっているんだなあ、と実感したものです。

今では、朝晩の導引術をしないと気持ち悪く感じられるほど、導引術が生活の一部となりました。導引術に出会えて、本当によかったです。

気のトレーニングのおかげで、これからの人生がますます楽しみになりました

M・Oさん　男性　58歳　三重県　地方公務員

道家〈道〉学院に入学してから、心と体が柔軟になり、若返ったのを感じま

す。

仕事では、細かい文字の書類やパソコンの画面もよく見ますが、58歳を過ぎた今も、老眼鏡は必要ありません。

また、大勢の人の前で話す機会が多くあるのですが、落ち着いて話せるようになり、声もよく通るようになり、とても助かっています。

さらに、普通ではあり得ないようなポストにつくことができ、さまざまな経験をさせていただいております。その分、責任やプレッシャーも大きくなり、大変なことも多いのですが、イライラしたり落ち込んだりすることもなく、よい仲間、よい環境に恵まれて、楽しく仕事をこなしています。

すべては、道家〈道〉学院で学ぶ導引術、動功術、洗心術の「三つの気のトレーニング」のおかげで、気の巡りがよくなったからだと思います。

「道家は、晩年が最も楽しい」と教えていただきましたが、最近、子供たちも独立し、夫婦二人の生活を楽しんでいます。

まだ晩年というには少し早い年齢ですが、晩年に向けて、これからの人生がますます楽しみです。

在宅勤務で疲れた心身も、導引術で頭もスッキリし、すぐに回復します

K・Wさん　男性　60歳　宮城県　日本語教師

日本語教師になるための学校で、卒業まであと三ヵ月というとき、コロナの流行が始まりました。留学生がいなくなり、教師の新規採用もストップ。やむを得ず英語を使ったオンライン日本語レッスンを始めたのですが、動かずに大きな声でずっと話しているので、心身がとても消耗しました。

頭もぼーっとして何も考えられなくなり、体が動けなくなることもありました。しかし、導引術を朝晩と、そして在宅勤務を活用して、仕事の合間に少しずつ行なうことで、心身の消耗も少なくなり、疲れた頭もスッキリし、身体の疲れもすぐに回復するようになりました。

おかげで、この仕事を二年以上続けられています。通勤がないため、その分の時間を次の企画や音楽鑑賞に充《あ》てられます。また移住もスムーズにできました。

生活の中に導引術を組み込むことによって、今では空気と水と食べ物のよい

ところから、毎日、世界とつながっています。

不眠症や肥満を気の健康術で治し、夫婦円満に暮らしています

R・Uさん　男性　68歳　福島県　会社員

職場が変わり、環境に馴染《なじ》めず、不眠症になり、薬を飲まないと眠れなくなってしまいました。そんなときに気の健康術に巡り会い、治すことができました。

体は若いのに中年太りの肥満になっていましたが、気の健康術でやせることもできました。

また、よく風邪をひき、ひくと鼻詰まりがひどかったのですが、風邪をひかなくなりました。

体調を崩しても、気の健康術で元に戻すことができ、また何かショックなことがあっても気持ちを切り替えて、楽しい時間を過ごすことができるようになり、夫婦円満に暮らせるようになりました。

気のトレーニングと出会って体が変わり、仕事も家庭も充実した楽しい毎日を送っています

M・Yさん　女性　59歳　茨城県　臨床検査技師

小さい頃から体が弱かった私でしたが、道家と出会って、カチカチの体と頭も、肩こりも、頭痛も、胃痛も、猫背も、O脚も、なくなりました！

はじめて動功術の稽古をした帰り道の、体のとても軽かったことを、今でもよく思い出します。

今は仕事も順調で、こんなに職場で頼られる立場になるなんて、思いもしませんでした。今、私は、仕事も家庭も充実して、楽しい毎日を送っています。自分をいたわることで、もっともっと楽に、楽しく生きられることを知りました。動功術、導引術、そして洗心術——三つの気のトレーニングは素晴らしいですね。

体の不調はすべて導引術で解消し、苦手なコミュニケーションは動功術で克服しました

S・Mさん　女性　67歳　兵庫県　主婦

私が導引術を始めるきっかけは、長女出産後の体の不調でした。導引術のご指導を受けると、すっかり治り、二人目、三人目の子も授かることができたのです。その後も花粉症など、いろいろと体の不調がありましたが、すべて導引術で解消しました。

そしてもうひとつ、驚くべき変化をもたらしてくれたのは、体と心の動きを自然にする動功術です。

子供の頃から、人とのコミュニケーションが苦手でしたが、動功術をやり始めてからは、わりとすぐに、普通にコミュニケーションが取れるようになったのには感動しました。

そして大きな心の執着がとれると、自分を客観的に見られるようになり、体の不調があっても、「体に沿った生活をしていない」とか「心に少しこだわっ

ているものがある」といったことがわかるようになりました。すると、自分でわりと無理なく解決できるようになり、とても楽になりました。

やれることをやったら、あとは自然の成り行きに任せ、よけいな不安や心配をすることもなくなったので、とても気楽です。

二十年あまり気の健康術を続け、家族仲よく楽しく生きています

S・Sさん　女性　56歳　宮城県　会社員

不妊治療で体調を崩したときに、なんとなく「気」が大切なのでは？と思い、三十歳のときに気の健康術を始めました。当時は生理痛、アトピー、肩こり、冷え性などに悩まされ、仕事から帰るとぐったりして、家事もすることができませんでした。

気の健康術を始めてすぐに、寝込むくらいひどかった生理痛がなくなりました。アトピーの薬が不要になり、肩こりがとれ、洗濯物もスイスイ干せるようになりました。

冷えて、しもやけだらけだった手足も綺麗になり、極端な冷房嫌いの悩みも解消しました。汗も出るようになり、熱中症になる不安もなくなりました。子宝にも恵まれ、超安産で出産しました。わが子はアトピーもなく、元気に生まれて、素直にすくすくと育ってくれました。

更年期障害で悩むこともなく、五十代を迎え、ますます元気です。夕食のときに、主人が「幸せだな～」と言ってくれるのが、何より嬉しく、幸せです。これからも気の健康術を続けて、家族仲よく楽しく生きていきたいと思います。

動功術と導引術の実践で体質が変わったことは、感動の一言に尽きます

M・Eさん　男性　48歳　東京都　会社員

妻が道家〈道〉学院に通っていたことから興味を持ち、気楽な気持ちで入学しました。週一回の「動功術」という健康武術の稽古に通い、毎日、朝夕の三十分くらい行う「導引術」を習って、家で実践しました。

すぐに現れた効果は、いつも午前中は体が重かったのが改善し、朝から仕事への集中力が上がったことです。始めて一年後には、もともと非常に汗かきで、真夏は通勤だけでワイシャツが汗でベタベタになるほどだったのが、すっかり汗をかかなくなりました。

また目に見えて、体が変化して、驚きました。

そして、もともと心臓が弱く、通院していたこともありましたが、今ではまったく問題がなくなり、健康診断でもオールAになりました。

若い頃ではなく今がいちばん健康です。

動功術と導引術を実践して、これほど体質が変わったことは、感動の一言《ひとこと》に尽きます。これからも動功術と導引術を続けて、健康な体で過ごしていきたいと思います。

気の健康術を続けて、体全体が変わっていき、変化は現在も進行中です

A・Eさん　女性　44歳　東京都　教員

さまざまな不調で悩んでいた頃に、道家〈道〉学院のことを知り、私の悩みを解決してくれるのは、ここだ！と思い、入学しました。

気の導引術を始めて、すぐに効果がありました。蓄膿症が治ったり、視力が上がったり、吹き出物ができにくくなったのです。

さらに気の導引術を続けていくと、足のむくみがとれたり、肩の凝りが解消されたりするなど、体全体が変わっていき、とても感動しました。

変化は現在も進行中です！体の不調が改善されると、心が晴れやかになり、仕事への集中力や、やる気も上がります。

また、大阪から北海道に移動したとき、気温差が十度以上もあり、体がだるく、調子が悪くなったのですが、すぐに導引術を行なうと、なんと、終わった頃にはすっかり調子もよくなり、その環境に体が適応してくれました。

猛暑や豪雨など、環境変化が激しい今の時代には、まさにこの気の健康術は、元気に生きるために必要なものだと感じています。

女性のための導引術で、尿漏れや、更年期のためのホットフラッシュが改善しました

T・Yさん　女性　52歳　宮城県　看護師

先に気の健康術を始めていた姉や妹に勧められて、気のトレーニングを始めました。

導引術をすると、とても気持ちよく、明らかに体の変化が感じられます。

動功術は、とにかく楽しいです!!

洗心術は、病気にならない過ごし方や考え方がとても勉強になります。

気の健康術を始めてから、なんでも自分でやらなければ、という考え方が取れ、心も体も楽になりました。

先日新しく、女性のための導引術を習いましたところ、尿漏れや、更年期のためのホットフラッシュが改善しました。この導引術は、まさに自分のためにある導引術だ!! と思いました。

これから年齢を重ねていく前に、気の健康術に出会えて本当によかった、と

思っています。

導引術や動功術を習ってから暑い夏も元気に過ごせるようになりました

A・Tさん　女性　75歳　東京都　主婦

今年は、とても暑い夏で、冷房を適度に使って熱中症にならないようにしましょう、と言われています。

私は、以前は冷房に弱くて、スーパーマーケットの中にいるときや、電車に乗っているときなどは、体が冷えてとてもつらかったのですが、導引術や動功術を習い、いろいろとご指導を受けてからは元気になりました。

また、冷房の効いた所へ行くときは、体が冷えないようにして、寝るときには冷房をつけて休むことができるようになり、おかげさまで暑い夏、冷房を使って元気に過ごせるので、とてもありがたく思っています。

導引術や動功術を指導していただき、本当に感謝しております。

導引術のおかげで、身も心も軽くなって、若返っていることを実感しています

S・Yさん　女性　55歳　埼玉県　主婦

元々「あなたは眼が弱い」と眼科で言われておりましたが、三年ほど前に、左眼に白内障が始まりました。

眼科医から、回復は難しいかもしれません、と言われました。

手術はせずに、毎日、朝晩の導引術を続けたところ、おかげさまで、眼の症状は悪化することもなく、とても元気に過ごせ、仕事もきちんとこなしています。

身体全体のことを考えても、入学する前の四十歳のときと比べると、導引術のおかげで、今のほうが断然健康で、身も心も軽くなって、若返っていることを実感しています。

導引術を続けて心電図が正常になりました。疲労もとれ、気持ちもスッキリします

F・Hさん　女性　58歳　鹿児島県　会社員

亡くなった父が心臓病の手術を受けており、遺伝のせいなのか、私もときどき動悸《どうき》が起こることがありました。

会社の健康診断では、いつも心電図で一箇所、波動の異常があり、「胸が苦しくないですか?」と毎回、言われていましたが、導引術を習い、毎週稽古に通うようになってからは、心電図で引っかかることがなくなり、正常になりました。

導引術を行うと、疲労がとれ、気持ちもスッキリするので、稽古にできるだけ通っています!

気の健康術に巡り会えたおかげで、元気になり、人生を謳歌しています

T・Hさん　男性　65歳　鹿児島県　会社員

幼いときから風邪《かぜ》を引きやすく、成人になってからも、よく風邪で熱が出て、日常的に咳《せき》をしていました。

二十八歳のときに体調を大きく崩し、やむなく入院することになりましたが、妻が気の健康術のおかげで元気になったので、自分も気の健康術で元気になりたいと思い、退院を止める主治医に「必ず自分で治します」と告げて退院しました。

そして朝晩、導引術をし、動功術を朝昼二回行い　毎日、道家〈道〉学院のスタジオに通いました。六ヵ月が経過し、回復しました。小さい頃からの咳は改善され、風邪も引きにくくなりました。

乳児だった長男も、成長して三十六歳になりました。あれから三十六年、六十五歳の今日まで、導引術と動功術で、ほぼ医者いらず、薬いらずの人生を送っています。そして元気に仕事を続け、大好きな海釣りに出かけています。

また孫まで生まれて、子守を楽しんでおります。

このように人生を謳歌《おうか》することができるのは、まさに気の健康術のおかげです。気の健康術に巡り会えたことを感謝しています。

導引術を行い、動功術の稽古に通い、六十七歳になりましたが、現役で元気に仕事を続けています

M・Yさん　女性　67歳　鹿児島県　会社員

健康診断で大腸に異型細胞ポリープが見つかり、内視鏡画像で画面を見せられた際は、とても驚きましたが、知人から紹介された気の導引術を行い、また夏休みでしたので、週に三回ほど、道家〈道〉学院に通い、集中して動功術を行ないました。

一ヵ月半ほど経ち、夏休み最後に、再度、大腸検査に行きましたら、異型細胞が正常になっていることを、自分の目で、画像で確認することができ、たいへん驚きました！

あれから二十年間、導引術を行い、動功術の稽古に通い、六十七歳になりましたが、現役で元気に仕事を続けています。

受験時に導引術・動功術を続けて、希望する中学に合格できました

M・Mさん　女性　13歳　東京都　中学生

中学受験をした私は、精神の苦痛や日々のプレッシャーにさんざん悩まされました。その過酷なとき、導引術・動功術に私は救われました。それは受験期のストレス発散方法でもありました。

また、算数の問題がわからなくて投げ出したくなって、イライラしたときには、いったん勉強をやめて、導引術をしました。

すると、イライラがスーとなくなり、問題の解決策が頭に浮かんできて、ふと解けたりしました。

また動功術の稽古に一生懸命通った後は、模試の結果がよくて、偏差値が上がったりしました。

集中力がなくなってしまったときも、気の導引術をすると、私の中で何かが変わり、また勉強に集中できるようになりました。

そのおかげで、希望する中学に無事に合格することができ、現在、楽しく通っています。

気の健康術のおかげで、体調もよく、友達も増え、毎日が楽しく充実しています

A・Sさん　女性　21歳　宮城県　大学生

大学生になり、もっと綺麗になりたい！　と思い、真剣に気の導引術を始めました。

導引術をすると、すぐにむくみがとれて、足が細くなり、お腹《なか》も引き締まります。動功術をした後は、肌がピカピカになり、目もパッチリし、小顔になり、まるでメイクをしたようになります。

以前より体重は少し増えましたが、スタイルは今のほうがよくなり、まわりの人から褒められることが増えました。

ひどくなっていた生理痛も、導引術を再開したとたん、よくなり、生理に予定を左右されなくなったので、本当に嬉しく思っています。

体調もよく、自分らしくなり、友達も増え、自分のやりたいことも見つかり、毎日が楽しく充実しています。

気の健康術を続けて、これからもますます自分らしく毎日を過ごしたいと思います。

導引術が毎日の習慣となり、年々元気になって、幸せに毎日を過ごしています

N・Iさん　女性　47歳　東京都　会社員

それまで何事も続かなかった私でしたが、気の導引術は苦しくなく、気持ちよかったので、気づくと、導引術を行うことは毎日の習慣になっていました。

導引術を続けていくうちに、吹き出物だらけだった顔もキレイになり、薬やドリンク剤でなんとか抑えていた不調も改善して、それらが必要なくなりました。そして七キロやせ、朝からスッキリ目覚めて、一日を元気に過ごせるよう

になりました。

気持ちの切り替えも早くなって、仕事の成績も上がり、人間関係もよくなりました。

以前は、無理して元気に振る舞っていたのが、自然と元気や、やる気が湧いてくるので、楽に、明るく、楽しく過ごせるようになりました。

年々元気になっている気がし、幸せに毎日を過ごすことができています。本当にありがたいと感じています。

導引術を習ってから体重が七キロ減り、小顔になり、家族が仲よくなりました

M・Sさん　女性　42歳　埼玉県　主婦

当時の私は拒食症と過食症を繰り返しており、「これを食べたら太るかも」という思考回路のせいで、食事を楽しむことがまったくできませんでした。

また無理なダイエットを重ねていた結果、生理不順で常にイライラしていて、原因不明の偏頭痛が毎日続いていました。

いったんイライラすると、自分でも歯止めがきかず、つい家族に当たってしまうため、自己嫌悪に陥っている日々でした。こんな毎日は嫌だ！なんとかして変わりたい！そう思っていました。

そんなときに、母が購入していた早島先生の書籍を読んで、導引術を試してみたところ、たった数日で三キロもやせたのです！

しかも、その導引術は、今までに感じたことのないような気持ちよいものでした。そこで藁《わら》にもすがる思いで道家〈道〉学院に問い合わせて、導引術を習い始めました。

すると、体重はマックスのときから七キロ減！　そして何よりも嬉しかったのは、顔が小さくなったことです。

これまでは、やせても顔だけはパンパンにむくんでいて、アンパンマンみたいで、私はコンプレックスのかたまりでした。

それがまわりから「小顔ですね」「頭が小さい」とまで言われるようになったのですから、驚きです。

生理不順も改善されて、ほぼ毎日飲んでいた偏頭痛の薬も飲み忘れるくらい、自然によくなりました！

あんなに毎日イライラしていたのに、気の導引術をすると、心が穏やかになるのです。

気の導引術は、ダイエットが目的でしたが、導引術を続けているうちに、イライラしなくなったことで家族が仲よくなり、笑顔が増えたことが何よりも嬉しいことです。

食事も、カロリーを気にせず楽しく食べられ、幸せです。

体が弱かった私ですが、道家〈道〉学院に出会えて、人生が本当に変わりました

K・Yさん　女性　44歳　三重県　主婦

道家〈道〉学院に入学する前は、とても体が弱く、夢中になれる部活や仕事を見つけても、始めるとすぐに体を壊したため、泣く泣く諦めてきました。

結婚してからも、体が弱いので、子どもを産むのを諦めたほうがいいか、と悩んでいました。でも、動功術を続けているうちに、自然と赤ちゃんを授かる

ことができました。

洗心術のおかげで、いろいろと足りない毎日を、本当に感謝、感謝の思いで過ごせ、体力がなくても、笑顔溢れる毎日を送ることができました。

また、家族で楽しく動功術に通っているうちに、どんどん体が元気になっていきました。

今では、〈道〉学院に入学する前より、とても元気になり、大きめの家庭菜園で、スイカや夏野菜を作って、猛暑にも負けず、子どもと毎日を楽しく過ごせています！

道家〈道〉学院に出会えて、人生が本当に変わりました。ありがとうございます。

動功術の講座を受けて、元気になったら、学校がめちゃくちゃ楽しくなりました

Y・Yさん　女性　8歳　三重県　小学生

前は、友達がほとんどいなくて、お母さんといるほうが楽しかったから、学

校に行きたくなかったけど、お母さんと一緒に、動功術の講座を受けて、元気になったら、自分から「おはよう」って言えたり、楽しそうに遊んでいたら、向こうから「遊ぼう！」って言ってきてくれるようになりました。

今は、友達がいっぱいいて、学校がめちゃくちゃ楽しくなりました。

算数とか勉強も楽しくなりました。

気の導引術と動功術の稽古を楽しく続け、感謝の日々を送っています

R・Nさん　男性　51歳　福岡県　会社員

気の導引術と動功術の稽古を楽しみに、一時間ほどかけて、道家〈道〉学院に通っています。

以前はよく事故にあったり、ケガをしたりしたのですが、そういうことはなくなりました。これも、気の健康法のおかげだと思います。

導引術を始めたとき、鼻洗いをしていると、黒いものが出ました。ずっと手入れをしていなかった体の奥の邪気が出たのだと思います。

洗心術を受講すると、目が開いたような感じがし、足が軽くなり、前向きになれる思いがします。

おかげさまで、目や手がきれいと言われるようになりました。そして顔が立体的になったと思います。

道家〈道〉学院に入学してから、周囲の方々にとても親切にしていただけるようになりました。日々感謝です。

導引術が、幼少時から虚弱だった私を、長年の悩みから解放してくれました

R・Aさん　女性　24歳　福岡県　派遣社員

私は道家〈道〉学院で気の導引術を習い始めてから、約一年になります。

まず変わったことといえば、幼少時からの虚弱体質の改善です。

同じくらいの年齢の人より体力がなく、疲れやすく、よく外出先で物陰に隠れて座り込んでしまうことがありましたが、日々の生活に導引術を取り入れるようになってから、そのようなことはなくなりました。

これまで、鍼灸、整体、漢方など、さまざまな方法で体質改善を試みてきましたが、継続的で根本的な改善は見られませんでした。

しかし導引術は、そんな私を長年の悩みから解放してくれました。

導引術をした後は、眼鏡《めがね》でもかけたかのように、ぱっと視界が明るくなり、すがすがしい気持ちになります。

導引術は、家でひとりで行うことができ、施術を受けるためにどこかに赴《おもむ》く必要がない点や、体調不良によって薬を変更するなどアプローチを変える必要がない点などから、私にとても向いていると思います。

勇気を出して道家〈道〉学院の門を叩いて、本当によかった、と思っています。

心身を整えることがすべてにつながる、ということを教えていただきました

N・Yさん　女性　60歳　京都府　パートタイム勤務

親の病気の世話でたいへんな時期もありましたが、自分が倒れるわけにはい

かない、という思いもあり、懸命に導引術をして、体を壊すことなく、無事、看病を続けることができました。

　この経験は、後々の自分の力となり、自信にもつながりました。

　自分の身は自分で守る、と早島先生から教えていただきましたが、自分をよく知らないと、また守る相手のこともよく知らないと、守ることはできない、ということを、つくづく感じました。

　今は社会が複雑になり、生きづらい世の中になったと言われますが、どんなに大変な状況になっても、基本の導引術をひたすら繰り返すということを根底に置き、戻れる場所と解決していける方法を知っているということは、本当に自分の強みとなってきたと思います。

　もし導引術を知ることがなかったら、こんなに自分の体と心に向き合い、知る機会はなかったと思います。

　心身を整えていくことがどれだけ大切か、そしてそれがすべてにつながっていく、ということを、道家〈道〉学院で教えていただきました。

お腹の張りに苦しまず、好きなものも食べられるようになり、人生が変わりました

A・Yさん　女性　62歳　福島県　会社員

中学生の頃、盲腸の手術をした後から、便秘がちとなり、下剤を常用していました。いつもお腹《なか》が張って苦しく、ひどいときには、食べたものを、口の中に手を入れて戻したりしました。

仕事中も、お腹が痛くて、一時間以上トイレから出られないこともありました。

そんなときに、かかりつけ医から、

「あなたみたいな人は、薬に頼らず、自分で腸を動かさなくてはダメだ」

と言われました。

偶然、新聞の折り込み広告の中に、「導引術」の文字を目にし、さっそく道家〈道〉学院に問い合わせて入学し、その日のうちに導引術を習い始めました。

教えていただいたことを一日二回実践していると、腸以外の、以前悪くした箇所がどんどん改善し、そして常用していた下剤が、飲むとお腹が痛くなって

しまい、自然と飲めなくなっていました。

冷えを取る方法をご指導いただき、実践すると、足から身体が温まる実感があり、腸がグルグルと動くようになりました。

何十年かぶりに、薬なしで、自力で、気持ちよく排便できたときの喜びは、今も忘れることができません。

こんなに苦しい下剤を一生飲まなければならないのか、と思って絶望的だった毎日が、うそのように一変しました。お腹の張りに苦しむことなく、好きなものも我慢せずに、適量に食べられるようになったのです。

まさに人生が変わりました。本当に導引術、そして導引術の先生方のご指導に、感謝の思いでいっぱいです。

導引術で椎間板ヘルニアも治り、腰痛も完治し、子々孫々の繁栄となりました

I・Hさん　女性　58歳　鹿児島県　会社員

十代の頃より、さまざまな不調に悩まされていたところ、知人より東洋医学

のことを聞き、気の導引術を知り、道家〈道〉学院に通い始めました
半信半疑であるにもかかわらず、気の導引術で足をもむと、足のしびれが取れました。そしてタクシーで通っていたのが、まもなくバスと徒歩で通えるようになりました。

点滴や薬の飲み過ぎのために自己免疫力が弱くなってしまったのでないか、と感じ、気の導引術で治そうと習い出してからは、薬を飲まなくなりました。

気の導引術を続けていると、免疫力がつき、半年ほどで不正出血は改善され、椎間板《ついかんばん》ヘルニアも治り、寝返りをうつのも痛かった腰痛も完治《かんち》しました。

そして元気になり、結婚することができ、二人の男の子を授かりました。

赤ちゃんは風邪で熱が出ても、腹痛があっても、咳をしても、導引術をしてあげると大事にいたらず、薬もいらず、翌朝には熱も下がりました。

二人の男の子は無事、成人することができました。そして二人ともよい伴侶《はんりょ》に恵まれ、可愛い孫まで生まれて、子々孫々の繁栄となりました!!

本当に、気の健康術に巡り会えたことを感謝しています。

気のトレーニングで、さまざまな不調がすべて改善し、元気に過ごしています

R・Mさん　男性　58歳　埼玉県　会社員

妻に紹介してもらい、気のトレーニングを習い始めてから、まる四年が経過しました。さまざまな不調はすべて改善し、毎日、とても元気に過ごせています。

もともと大きな病気をしたことはありませんでしたが、道家〈道〉学院に入学した年の成人病検診では、肝臓や腎臓の数値をはじめ、数値がすべて改善されており、十二年ぶりに二次検診に行かずにすむようになりました。

そして、右脚ブロックや不整脈も、検査の結果、すっかり治っていました。

とくに、動功術で黒帯を頂いたときを境に、体重が一～二ヵ月のあいだに、自然と十キロ落ちました。

また、麻酔をしないと切れないほどのひどい巻き爪も、足もみを習ってから十日間で治りました。

しばらく痛い思いをしていた腰痛や五十肩も、動功術の講座で早島妙聴学長

に動きのご指導をいただくと、その場で治ってしまいました。

視力も、入学してから毎年、〇・一ずつ、よくなっています。

道家〈道〉学院に入学できたこと、妻がここまで引っ張ってきてくれたことに、とても感謝しています。

これからも夫婦仲よく健康でいられるよう、気のトレーニングに励んでまいります。

老子・TAOの無為自然の生き方・気のトレーニングを学ぶ

道家〈道〉学院一覧

全国のお問合せ、資料請求・ご予約は

道家〈道〉学院事務局　フリーダイヤル　老子無為自然　ろうし　むいしぜん　**0120-64-6140**

道家〈道〉学院 総本部	〒971-8183 福島県いわき市泉町下川字萱手79-2 ☎0246-56-1444
本校 東京〈道〉学院	〒151-0053 東京都渋谷区代々木4-1-5 コスモ参宮橋ビル2・3・4F（受付2F） ☎03-3370-7701
札幌〈道〉学院	〒060-0061 北海道札幌市中央区南1条西11丁目1番地 コンチネンタルWEST.Nビル2F ☎011-252-2064
いわき〈道〉学院	〒971-8183 福島県いわき市泉町下川字萱手79-2 道家〈道〉学院総本部内 ☎0246-56-1400
埼玉〈道〉学院	〒330-0062 埼玉県さいたま市浦和区仲町2-10-15 LAPUTA V 5F ☎048-827-3888
関西本校 大阪〈道〉学院	〒540-0003 大阪府大阪市中央区森ノ宮中央2丁目5－15 フジアドバンスビル3F（受付）・4F ☎06-7176-5601
九州本校 福岡〈道〉学院	〒812-0011 福岡県福岡市博多区博多駅前3-18-28 福岡Zビル3F ☎092-461-0038
鹿児島〈道〉学院	〒892-0848 鹿児島県鹿児島市平之町9-33 牧野ビル4階 ☎099-239-9292
英彦山道場	〒838-1601 福岡県朝倉郡東峰村大字小石原字上原1360番地4 ☎092-461-0038　★東峰村は旧英彦山神領域
中国本部 TAO ACADEMY International 北京	北京市朝阳区东四环中路41号 嘉泰国际大厦A座1900室 ☎010-8571-1894　FAX：010-8571-1893
TAO ACADEMY International	Cosmo-Sangubashi-Bldg.2F 4-1-5 Yoyogi,Shibuya-ku,Tokyo 151-0053 ☎03-3370-7601　FAX：03-3370-7834 https://www.nihondokan.co.jp/english/

Zoomを使用したオンライン説明会も行っております

道家〈道〉学院
TAO ACADEMY

道家〈道〉学院オフィシャルサイト
地図はこちらからご覧いただけます
https://www.dougakuin.jp

道家〈道〉学院が運営するオフィシャルネットショップ
インターネット書店「早島BOOKSHOP」 https://www.nihondokan.co.jp/taoshop/book/book/

早島 天來（はやしま・てんらい）　**筆名・早島 正雄**（はやしま・まさお）
日本道観初代道長、道家〈道〉学院創設者。1911年、高知県生まれ。日本で「導引」を伝えてきた村上源氏の末裔《まつえい》。1960年、鎌倉に松武館を開設。中国五千年の健康法「導引」を現代人向けに集大成した早島正雄独自の「導引術」を完成し、普及活動を行う。1969年に台湾で導引を受け継ぐ道家龍門派伝的第十三代を允可《いんか》され、正式に道士となる。道教の最高機関・六十四代の嗣漢天師府首席顧問をつとめた。1980年、道家の教えを広める場として日本道観を設立。のちに、誰もがタオイズムを学び研鑽できる学校として、道家〈道〉学院を設立し、「導引術」の普及につとめた。『諸病源候論』の現代訳などの専門書から、ベストセラーとなった『導引術入門』『運を呼びこむ「気」のパワー』『気の健康法』など著書は総数80冊を超える。その、わかりやすいTAO普及の書籍は、海外でも人気となり、アジア各国に加えて英語・ドイツ語・スペイン語版なども発行された。1999年に仙境に入るが、2017年に『定本 老子道徳経の読み方』中国語版が人民出版社より出版されるなど、TAO本場の中国でも早島天來のTAO普及活動は高く評価され、今もなお注目されている。復刻された『強運を招く「気」のスーパーパワー』『心と体を整える「気」のすべて』も好評を博している。

早島 妙聴（はやしま・みょうちょう）
現・日本道観道長、道家〈道〉学院学長（ともに第三代）。一般財団法人日本タオイズム協会会長。日蓮宗大仙山天來寺住職。世界医学気功学会副主席。日本道観初代道長・早島天來のもとで修行を重ねる。第二代道長・早島妙瑞を支え、2017年に道家龍門派伝的第十五代を継承。全国の道家〈道〉学院で講座を開催し、お年寄りから子供にまで、わかりやすいタオイズムを指導し、健康で幸せな人生に生かすタオイズムの真髄を伝えている。中国道教協会をはじめ、世界の道士・研究者との交流を広く重ねる。タオイズムについての研究やその使命について、国際的に発表し、講演。貴重な導引医学、道教医学の歴史、発展についての研究、中国伝統医学やTAO哲学に関係する日本の江戸時代の漢籍の収集と研究、書籍出版等の活動を続ける。著書に『9つの「気」のひけつ』『親子で学べる老子』『親子で元気になる老子』『あなたを変える30の言葉』『人生を豊かに生きる30の言葉』『前向きに生きる！30の言葉』『三ヵ国語版TAOと導引』、『日本道観の思想と日本文化の特質―日本道観の道家道教文物の研究』（早島妙聴・詹石窓 編著）『日本道観及其收蔵的珍貴文物分類研究（中国語）』（詹石窓・早島妙聴・楊燕 編著 人民出版社刊）、監修書に『強運を招く「気」のスーパーパワー』『心と体を整える「気」のすべて』（早島天來著）、『新・タオのひけつ』（早島妙瑞著）、解説書に『タオの名言集 幸せになる100の言葉』（早島天來著）などがある。

新・自分で治す気の健康術　「道」TAOの秘訣で元気に生き抜く！

2023年11月20日　初版発行

著　者　早島天來　早島妙聴
発行者　真船美保子
発行所　KKロングセラーズ
　新宿区高田馬場4-4-18　〒169-0075
　電話（03）5937-6803㈹　振替 00120-7-145737
　https://kklong.co.jp/
印刷・製本　大日本印刷㈱
落丁本・乱丁本はお取替えいたします。※定価はカバーに表示してあります。
ISBN978-4-8454-2521-1　Printed in Janan 2023